U0223024

Overcoming
Childhood Trauma

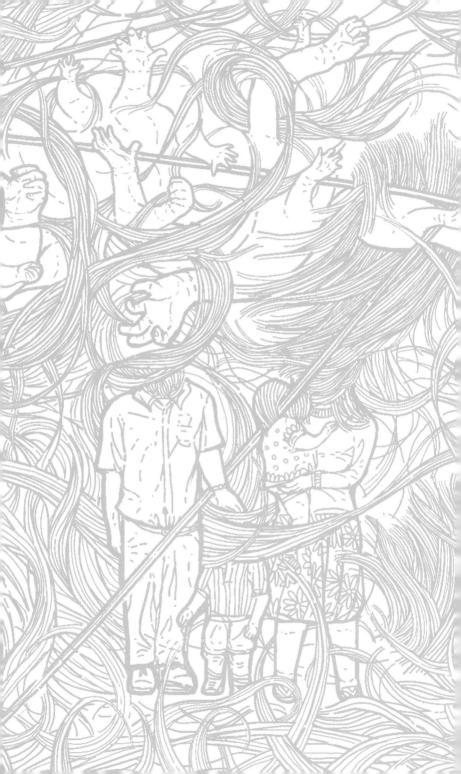

Overcoming
Childhood Trauma

A self-help guide using Cognitive Behavioural Techniques

治愈童年创伤

[英]海伦·肯纳利———— 著 张鳅元———— 译

辛挺翔———— 审校

生活·讀書·新知 三联书店　生活書店 出版有限公司

图字01-2018-5887

图书在版编目（ＣＩＰ）数据

治愈童年创伤 / [英] 海伦·肯纳利著；张鳅元译.
——北京：生活书店出版有限公司，2019.6
ISBN 978-7-80768-276-9

Ⅰ. 1治… Ⅱ. 1海… 2张… Ⅲ. 1精神疗法
Ⅳ. 1 R749.055

中国版本图书馆CIP数据核字(2018)第260682号

策 划 人　肖　严
责任编辑　肖　严
装帧设计　罗　洪
封面插图　罗可一
责任印制　常宁强
出版发行　生活書店 出版有限公司
　　　　　（北京市东城区美术馆东街22号）
邮　　编　100010
印　　刷　河北鹏润印刷有限公司
版　　次　2019年6月北京第1版
　　　　　2019年6月北京第1次印刷
开　　本　880毫米×1230毫米 1/32　印张11
字　　数　180千字
印　　数　00,001‐10,000册
定　　价　56.00元
（印装查询：010-64052612；邮购查询：010-84010542）

孩子，在一颗星下的

某个地方会有一盏灯，

它有时会是为你而存在的

凝望上帝的

一扇窗。

——［爱尔兰］帕特里克·卡文纳

桑克 译

作者简介：

海伦·肯纳利（Dr. Helen Kennerly），英国牛津大学临床心理学博士，并在牛津大学接受训练而成为一名认知治疗师。她是牛津大学认知治疗中心（Oxford Cognitive Therapy Centre）的创始人之一。该中心与英国牛津大学继续教育学院合作进行教育和培训工作，在全世界范围内培养从事认知 - 行为心理治疗工作的高级人才，是一家集研究和实践于一体的全球性机构。目前，肯纳利博士是 OCTC 的一名顾问，并担任认知疗法专业诊所的首席临床医师。肯纳利博士在她的专业领域，在英国国内和国际上都举办过许多研讨会和工作坊，影响甚巨，被英国行为和认知心理疗法协会列入"最具影响力女性认知治疗师"。

致　谢

　　此书列出的康复项目基于亚伦·T.贝克（Aaron T. Beck）的理念，但是在过去的十年左右，来自同事和来访者们的评议，为我们重新规划这一项目提供了帮助，使其能更好地满足童年受虐幸存者[1]（survivors of childhood trauma）的需要。我对他们的每一条反馈都深表谢意。

　　我认为，来自来访者们的反馈是最有价值的。如果不是他们，这个项目也许只能停留在理论设想阶段，而不能成为具有实际操作性的方法，真正惠及读者。

　　从专业角度，我的同事雷切尔·诺里斯（Rachel

---

[1] "童年受虐幸存者"这个概念由本书作者海伦·肯纳利博士提出，旨在帮助在童年受到过创伤并一直影响到后续的人摆脱"受害者"的标签。详见本书307—308页。——编者注

Norris）、吉莉安·巴特勒（Gillian Butler）、林耐特·怀特海德（Linette Whitehead）和琼·柯克（Joan Kirk）对此书中一些观念的局部调整做出了贡献，克莱尔·米德（Claire Middle）帮助阅读了初稿。

在家里，乌多·克斯卡（Udo Kishcka）慷慨地花了很多时间来通读本书的初稿，我想，这会使本书读来更加亲切。

为了使此书更易理解，书中使用了许多"案例"。这些案例均来自我的临床经历，除了"露西"的案例涉及本人之外，其他均非实际案例中的个人，而是基于真实案例的改写，谨为说明书中观点。

导　语

童年创伤：为什么选择认知行为疗法？

彼得·库伯

在过去的二三十年，心理治疗领域发生了某些变革。弗洛伊德和他的追随者们在心理治疗方面产生了巨大的影响，精神分析和动力心理治疗在20世纪上半叶成为心理治疗领域中的主流。在随之展开的长程治疗中，个人问题的童年根源得以揭示；然而，这些治疗也只能提供给那些付得起治疗费用的人。一些有公益意识的健康服务从业人士试图使这一治疗形式（例如通过短程治疗或者团体治疗）得以改变，但是这种转变需要巨大的援助，相关从业者的力量却很微薄。而且，尽管有很多人相信精神分析疗法确实对他们有效，但这种疗法的从业者却缺乏兴趣去证明他们给病人提供了帮助。

　　为了打破精神动力疗法的独占地位，以及对那些无法充分证明其有效性的证据做出回应，在20世纪五六十年代，心理学界发展出了一组新的技术，这组技术在广义层面被统一称为"行为疗法"。这些技术有两个基本特征。首先，它们的目的是通过直接处理症状来消除其存在（比如焦虑），而不是去探究其深层潜在的历史原因。其次，这些技术与实验心理学家所发现的学习机制相关，而学习机制是可测试的。的确，行为疗法实践者尽量采用实证性的技术，至少是采用那些能被证明有效的方式。行为治疗技术在焦虑障碍中的使用最能证明其有效性，特别是针对那些有具体对象的恐惧症（例如，动物恐惧症，或者恐高症）以及广场恐惧症，行为疗法十分有效；而这两类恐惧症都很难被传统的心理治疗所治愈。

但随着最初热情的退去，业界对行为疗法的不满与日俱增。不满有很多原因，其中很重要的一点是，行为疗法没能解决患者们的内在观念问题，而这些内在观念又是患者们痛苦（distress）体验的核心内容。这样一种背景下，在治疗抑郁症时，行为疗法变得不合时宜，对其进行大幅度调整的必要也就凸显出来。在20世纪60年代后期和70年代早期，一种专门应对抑郁的治疗学科发展起来，叫作"认知疗法"。这一领域的领军人物是美国的精神病学家亚伦·T.贝克教授。贝克教授发展出了一套关于抑郁的理论，这一理论强调重视人们思维中的抑郁模式。同时，他还发展出一种相应的治疗方法。

如果说贝克教授的工作改变了心理治疗的本质，则毫不夸张，他的方法不但适用于抑郁症，也适用于一系列心理问题。

近年来，由贝克教授介绍给大家的认知技术，开始和早年由行为治疗师发展的技术相结合，生成了理论与实践的主体，被称为"认知行为治疗"。"认知行为治疗"之所以能成为心理治疗领域十分重要的治疗方法，有两个重要原因。首先，由贝克及其后继者发展的认知疗法，经过了最为严格的科学检验，并且成功地治愈了相当数量的抑郁症患者。事实证明，认知行为疗法不仅是最为有效的替代治疗方法（除了那些极为严重的、需要药物治疗的个案），还有研究显示，认知行为疗法成功治疗的抑郁症患者，后期的复发率也大大低于使用其他治疗方法的患者（例如，抗抑郁的药物治疗）。其次，在认知行为治疗体系中，与心理问题相关的思维模式问题清晰而具体地暴露了出来，于是，针对这些思维模式的治疗也变得非常有效。因此，针对焦虑障碍的具体认知行为治疗方案也发展了起来，比如惊恐障碍，广泛性焦虑，特殊恐惧以及社交恐惧，强迫症和疑病症。对其他问题的治疗也同时展开，例如，强迫性赌博，酒精和药物成瘾，进食障碍（如暴食症）。事实上，认知行为治疗在针对不同类别的心理障碍上都有广泛的应用。这些应用是有效的，比如帮助人们解决低自尊的问题，甚至婚姻的问题。

　　抑郁症在整体人群中的比例大概是10%，还有超过10%的人有其他的焦虑障碍。也有很多人经历着其他方面的心理问题和人格困难。因此，发展出有效的治疗方法尤为重要。然而，尽管治疗方法已经准备齐全，但仍有一个重要问题需要面对，那就是将这些治疗方法投入使用当中十分昂贵，而治疗资源并不能永远得到保障。在帮助他人的过程中，这些较为有效的治疗方法的缺点也会逐渐浮现。通常而言，这些治疗的本质倾向是让一个人在当下的状态感觉更好，但在具体操作的过程中，这个人的问题本身却可能会走向固化或者恶化。比如说，一个有广场恐惧症的人，会通过一直待在家里，来阻止任何被焦虑攻击的可能；一个有贪食症的人，会对一切有潜在发胖可能的食物采取拒绝的态度。这些治疗策略也许能解决一些暂时性的危机，但它们会遗留一些潜在的问题，并且对解决更长远的困难是无效的。

　　于是，这里会遇到两个麻烦：虽然有效的治疗方法获得了长足的发展，但是，它们却无法被广泛应用；而当人们尝试进行自救时，又往往会把问题弄得更糟。近些年，认知行为治疗组织是这样应对此类问题的：将针对具体心理问题的认知行为疗法原则和技术编撰成自助手册，这些手册将系统的治疗项目具体化，并对个体遭遇的心理问题提出了治疗建议。这样一来，认知行为疗法的适用性就在最广泛的程度上建立了起来。

　　但是，自助手册永远不可能代替治疗师，许多人还是需要有资质的治疗师一对一进行治疗。而且，尽管认知行为疗法获得了广泛的成功，但仍有一些人不适于用它，需要其他方法的治疗。不过，虽然对认知行为自助手册的研究尚处早期阶段，但是到目前为止，研究表明，自助手册可以为大部分人提供充分的帮助来克服他们的难题，使他们不再受限于对专业人士的需求。

　　并非所有经历童年创伤的人都会在成年阶段遇到严重的问题，但是，确实有为数不少的人都在早年创伤、受虐的经历中挣扎过。就童年受虐遭遇造成的心理创伤而言，有一些人会积极地寻求帮助之道，而有一些人则选择独自承受。

　　有许多人都是在多年的沉默中，秘密地忍受心理问题的折磨。有时候，他们必须很努力地寻找，才能遇到恰当的帮助；有时候，他们觉得向他人袒露自己的困扰是羞耻的或有负罪感的。对于这样的人来说，认知行为自助手册可以为他们提供一条通向治愈的自救之路，使他们拥有一个更好的未来。

本书介绍了一个疗愈计划，这一计划已帮助了许多挣扎在情绪以及人际关系问题里的人。这个疗愈计划建立在认知行为治疗的理论基础上，这将在本书的第一部分进行介绍。整个20世纪八九十年代，在我们的门诊里，因童年受虐造成成年之后的心理痛苦，从而前来求助的男性和女性都大量增多。其中有一些人，他们的创伤是情感性的，是由语言粗暴和忽视造成的；还有一些伤害则是躯体上的或性方面的。每个来访者面对的困扰都不同：有一些经历了情绪问题，有一些是关系问题，还有一些是低自尊问题，或者持续的进食障碍。有一些人发现他们的生活陷入了日复一日的连续困扰，还有一些人则是在某个阶段受其影响。

我和同事们一起，向有童年创伤的人们提供认知行为治疗的方法，数年里，来访者们对我们选用的这一方法进行了反馈。我们听取了这些反馈，并利用这些信息来改善我们的治疗项目。如此一来，我们研发出的疗愈童年创伤的方法，既有认知疗法的理论基础，也有创伤经历的使用者们的实践引导。最初这一方法仅在我们的门诊提供，是一种需要有治疗师监督的治疗方法；但现在，它的理论和结构都已适合于这本自助手册。

我们知道，有些经历过童年创伤的人，需要专业的支持才能克服创伤带来的问题，但是，还有许多人只需要通过研习这本书就能继续他们的生活。而对于那些寻求专业帮助的人们来说，多学习一些关于童年创伤的心理学知识，并学会一些应对技能，也是不无裨益的。

经历过童年创伤的人，在成人阶段可能遭遇一系列的困难，但是，无论你面对的是什么困难，这本书的主旨都是帮助你处理那些因童年创伤而造成的后果。无论是男性还是女性，都可以从受创童年的阴影中康复过来，只是有的人快一些，有的人慢一些，有的人还会在这一过程中遇到许多挫折，但是，为克服过去的心理困境而奋斗，是值得努力的。

彼得·库伯（Peter Cooper）教授

英国里丁大学（University of Reading）

前　言
关于这本书以及它的最佳使用方法

　　心理困境在经历过童年创伤的人们当中十分普遍，这本书的写作意图是帮助他们做出改变，并为这种改变做好准备，而这种改变能使他们获得处理各种心理困境的能力。书中提到的方法，是简洁明了、循序渐进的，可以帮助你系统地学会自我疗愈康复所需要的技能。你也可以根据情况，随时暂停你的进度。

　　自我疗愈的步骤，在本书的目录中已经列出。虽然这看起来可能像学校的课程表，但是请别逃课。这些自助计划的内容和项目顺序都是经过深思熟虑之后给出的，它们是按照心理内在自有的节奏规划的，因此，你可以循序渐进地展开你的进度。某种程度上，这一过程很像是学生的课业。首先，你会学习理论基础（第一部分）和一些基本应对技能（第二部分）。当对这些基础知识熟悉之后，你可以进入对关键问题的处理（第三部分）。整个过程中，我们都鼓励你来练习所学到的东西，就好像学习外语的学生练习对话，学习音乐的学生练习乐器一样。

你会发现，像一名学生那样，持续地记录你的目标、进步，以及进行书中建议的练习，会很有帮助。所以，请找出一个笔记本或者建一个文档，你可以把记录和观察都写在上面。这样一来，你不大会遗忘，并且可以更容易地回顾你的进步。

本书的第一部分，介绍了一些背景信息，通过了解这些背景信息，你可以更好地理解童年创伤。它回答了什么是"童年创伤";"童年创伤"的常见程度;"童年创伤"常常会带来哪些问题;而最为重要的是,你可以从哪里开始克服"童年创伤"。为了能正确使用本书,你需要了解一些童年创伤带来的其他相关问题,以及认知行为技术是如何发挥作用的。这些都将在第一部分进行讨论。通过学习这些知识,你就能知道自己的心理问题具体是怎样产生的,以及你该如何使用认知行为技术帮助自己。

某种程度上,第一部分(以及第二部分的某些章节)就像你的电视机说明书。这一说明书包含了背景信息和很多使用详情,而这些使用详情中包含着能够最佳使用电视的不同方法。同样,本书的前面一些部分帮助你对背景信息进行理解,并知道如何最大程度地利用这一疗愈课程。如果忽略对说明书的学习，我们很容易在实践中出错。不阅读说明，你也可以使用电视机，但是，你不会了解你电视机的全部潜能，并且一旦出了差错，你会发现你不知道如何修正。同样，如果不阅读本书的第一部分，可能会导致你犯严重的错误。所以，请一定认真阅读本书前面的章节，它们会帮助你打好基础。

第二部分更多的是关于"要做什么"的引导，关注为改变要做的准备。你将学到重要的情绪和压力管理技能，你将开始构建你的自尊，学习如何照顾自己，同时，能够对自己的心理困境有更好的理解。你还会学习如何记住过去，但是并不被过去所压倒。这是非常重要的一部分。它不仅是接下来的工作的基础，它还是你的

"安全网络"，是一组应对策略，可以帮助你对抗疗愈过程中出现的阻碍。我建议在进行第三部分之前，先让这一部分起作用。

第三部分的视线则放在童年受虐幸存者的关键问题上，比如：对自责和负罪感的处理；控制愤怒；解决关系问题和性方面的困难。这一部分的最后一章重点指出，你怎样进行一个长程自助。

整个项目的计划是相当"自主"的。实际上，你会被要求承担一个项目，这个项目就是你的治愈。你需要阅读这些章节，完成练习，在阅读不同部分的时候进行操练。在这一过程中，有日记需要你完成，有一些实用的建议能帮助你应对不同困难，还有练习能帮助你放松。通过调查，我们了解到，认知行为治疗"自主"的部分会提高它的有效性，因此，在康复的练习方面花费一些努力是件重要的事情。说到这儿，同样重要的是，你可以自主决定使用书中哪些具体的练习来帮助自己，也可以自主决定在上面花费多少时间。如果一个练习让你感到烦恼，你可以先放下它，过一段时间，当你感到自己更强大的时候再回头进行练习。别给自己施加不必要的压力。

有一些读者可能只使用本书前面的部分，这完全没有问题。第一部分将使你对童年创伤的模式和影响有更好的理解，这本身就包含着治愈性。阅读本书可能在思想上为你带来许多启发，你可能会在读到某处的时候，选择把书放到一边，反思所学到的内容。仅第一部分和第二部分可能就会提供足够的引导，使一些读者能够掌

握许多应对生活中具体难题的方法，也许这些读者不会
马上继续学习第三部分，甚至可能不再学习第三部分。
有一些读者可能会将功课进行到治愈计划的部分之后，
然后，暂停一段时间，可能几周或几个月之后再重新回
来。你可以为自己做的最有用的事情是，怀着对自己的
慈悲和同情使用这一康复计划，不要操之过急，在需要
休息的时候停下来，要知道，你生活中的压力和紧张都
将影响你的康复进度。

目　录

第二部分：准备改变

第三部分：对关键问题的处理

第一部分：
理解童年创伤和疗愈

Understanding
Childhood Trauma
and Recovery

本书的第一部分旨在解释基本含义。这是因为，治愈童年创伤，要从对它有更多的认识以及如何定义创伤性经历开始。

本书的这一部分，首先是探讨我们在使用"童年创伤"这个概念时的意思。然后，描述了和创伤经历相关的问题，并探讨了治愈创伤所能采取的不同途径。

第一部分还解释了，为什么所有人都可能会产生心理问题，这有助于你理解，为什么现在的你会在问题中挣扎。第一部分的最后一章，介绍了如何使用认知行为疗法来处理这些心理问题。

请尽量不要过快或者过于潦草地阅读第一部分，这部分是值得投入时间的，可以帮助你将你的难题放在具体的环境中，帮助你看到前进的方向。之后你可以根据自己的情况，看看自己是否已经为进入第二部分做好准备。

1

当我们谈论童年创伤，我们在谈论什么？

有童年创伤的人和帮助他们的人，都常常会问到这个问题，然而，答案是不确定的。幸好，治愈童年创伤是关于如何克服今日的困难，而不是如何定义过去的经历。因此，对"童年创伤"缺乏清晰的阐释并不会妨碍你的进步。但是，获悉对童年创伤的定义，了解是哪些虐待导致了创伤，并在此基础上认清当前的处境，依然是必要的。

定义创伤和虐待

关于童年创伤和虐待的定义，以及它们有多常见，存在许多争议。但是，研究者和临床工作者们基本上达成了一致意见，认为童年受虐可以分成以下三个类别：

1 情感虐待。
2 躯体虐待。

3 性虐待。

过去，性虐待一直被认为是这三种虐待中破坏性最严重的一种，但是，近年来的研究显示，三种类型的童年创伤都可以导致后续的心理问题。情感和躯体受虐确实会导致成人阶段的心理问题，而且不应该认为，这两种受虐方式形成的伤害并没有性虐待那么严重。当然，许多人其实遭遇的是躯体、情感和/或性虐待杂糅在一起的混合虐待，当你开始理解你现在的问题的时候，这些都是需要考虑在内的。

当研究者们试图更具体地定义童年受虐的类型时，分歧开始产生，即使是现在，关于童年受虐的定义也没有一个统一的意见。在研究文献上，关于儿童性虐待的定义有许多种。有一些研究者使用较为宽泛的定义，比如"童年或青少年阶段，任何非自愿的性经历"，这可以包括与其接吻或者使其看到他人的性暴露。另外一些研究者则使用十分严格的标准，比如，将性虐待界定在某一年龄范围，行为是否包括性器官的侵入，以及虐待者是否带有性行为的动机。你会觉得万分庆幸，因为许多遭遇性虐待的人们，他们的经历并不符合第二种定义，而一些非伤害性的行为可能符合第一种定义。毫无疑问，还有一些定义是介于两者之间的。在我们试图定义躯体虐待和情感虐待的时候，我们会遇到相似的问题以及困惑。

让人更为困惑的是，没有哪种定义将"忽视"的问题考虑在内。在童年时期，我们需要被保护、被滋养、被爱，但是，这些需要有时得不到满足，我们会遭遇躯体的、情感的或性的忽视，而且，这些忽视也是让人感觉受伤害的，是有害的。可以被认为是"忽视"的经历包括：在一个孩子还没有足够成熟到能应对情感或性的压力的时候，父亲/母亲把他的孩子当作情感或性的密友；家长无视孩子受到的虐待；一个母亲的注意力太集中于自己身上，以至于从没有关注她自己孩子的问题。对于一些孩子来说，这些经历尚可忍受，但是，对于另外一些孩子，这些经历可能是难以承受的，会带来深深的痛苦。

一个养育者对孩子的忽视，可能是故意的，也可能是无意的，但无论是哪一种，孩子都有遭受创伤的风险。研究显示，对儿童忽视以及虐待可能导致儿童所经历的痛苦一直持续到成人阶段，并且会导致情感障碍。

如何识别虐待？

关于受虐的情况，并没有特定模式：男孩和女孩都一样有风险，受害者可以在任何年龄，施虐者可以是男性或女性。虐待行为随着虐待者的意愿变化多端，包括有肢体接触的（比如，殴打和猛烈摇晃，手淫和性侵入），也包括没有肢体接触的（比如，饥饿、孤独、耻辱感、被语言施暴，被迫目睹性行为，被拍摄色情照片）。虐待可以是有意图的或者无心的，虐待者可以是孩子很亲近的人（父母或朋友），也可以是陌生人；虐待的过程可以是一次性的，也可以是年复一年的；行恶者的人数可能是一人，也可能是数人；施虐者的动机也是多样的，有些可能是有性动机，有些可能是寻求掌控感和权力感，有些只是被好奇心所驱使。

有一点很重要，我们要记住，儿童时期会经历许多特有的抚摸、抓痒和戏弄，这纯粹是深情、安全、充满爱的。也有很多的小孩会和家人一同洗澡，会爬上父母的床，这些会让小孩们感到舒适和被珍视。每次，当我们对虐待的恐惧了解得越多，我们越需要小心，不要变得偏执，影响了和我们孩子自然而然的互动。

当然，会有一些"灰色"地带，在那里我们难以判断，抚摸和戏弄是让人难受的还是意味着爱，是嬉闹还是带有攻击性的。你们中的一些人可能无法确定自己是否受到了虐待，但是，这并不意味着，受虐待的可能性或不确定性一定会以某种方式伤害你。如果你不确定自己有受虐经历，这本书对你一样也是有帮助的，就好像对那些确定他们有受虐经历的人一样。

那么，关于童年阶段的"受虐"和"创伤"的定义，我们可以怎样描述呢？既然有这么多儿童和年轻人遭遇了各种形式的虐待，我们对童年创伤的理解就不应该只停留在一个狭隘的观点上。我们应该认识到，对一个人所遭遇的现实困难的认识和处理，比起对其早期经历的归类，是更加重要的。

由于直接关系着一个人成年阶段的心理困难，创伤性经验的个人意义（personal meaning）十分重要。所以，比起关注如何描述某种虐待行为，更为重要的是理解它对个人来说意味着什么。接下来，我们看一看，下面两个年轻人的受虐和被忽视的个人意义：

西蒙，8岁，在寄宿学校上学。一个天才的数学少年，作为奖励，他有幸跟一位声誉很高的老师在附近的一所大学上课。但这位老师多次对西蒙进行性虐待，并恐吓他，如果他告诉别人，他就会伤害西蒙。然而西蒙十分信任他的父母，并把此事告诉了父母。父母立即通知学校并报了警。他们协助西蒙配合警方进行调查，然后全家出去度假，希望这样西蒙可以从他的痛苦经历中康复过来。西蒙的受虐经历不再是一个禁忌的话题，但是，家人从不过多谈及此事。西蒙长大成人后，仍旧记得这个具体的创伤，但是，并不会感到羞耻或有负罪感。他同样能回忆起许多被父母照顾和保护的感受。作为一个成年人，西蒙可以把这一创伤经历放在身后了。

苏西，20岁，在信任他人方面有巨大的困难，特别是无法信任男人。她从没有过亲密关系，并且对性有很大的恐惧，这会让她感到自己是脆弱的。她把这一点归结于她的继父在她童年晚期和青春期阶段，对她持续进行的性骚扰。在那个阶段，只要她妈妈不在，继父就会向苏西提出性的暗示，比如在她换衣服的时候想走进她的卧室，不许她插上浴室的门，这样他就有机会看她淋浴。苏西向她的母亲求助，但是，母亲认为苏西是在乱想、胡说，选择不予理会。到了成人阶段，苏西非常抑郁并感到孤独。她为青少年时经历的痛苦感到自责；她对身边的男人们感到恐惧，也不能信任女人们。她觉得自己是不被保护的，并对性的边界感到困惑，回避进入关系之中。

作为一个成年人，西蒙并没有因为童年的痛苦经历而遭遇什么困难。对他来说，在那段特殊的创伤时期，他深深地感到难过，但同样也是在那段时间，他知道了他的家人对他来说是多么珍贵，他可以完全信任他们，并从家人那里获得照顾。童年创伤对于西蒙的个人意义是，糟糕的事情会发生，但是他也感受到了安全，以及被照顾和被保护的价值。相反，苏西在成人阶段是十分挣扎的。她的继父从没触碰过她，但是，他持续的性骚扰让苏西感觉自己十分脆弱，也感到十分困惑；而她的母亲拒绝提供帮助，这也让苏西觉得自己是不被爱的，不重要的。继而，她开始难以信任他人。

关于西蒙和苏西的例子，如果没有对西蒙或苏西的解释，以及对他们父母反应的描述，仅仅是描述事件，会让我们很难把握创伤性经历的个人意义。

练习

要记住，受虐经历是广泛多样的，与其关注你的经历属于哪一"受虐"的定义，不如试图理解你的经历对现在的你有着怎样的影响。如果这样做对你有帮助，请把你的想法记录下来。

童年受虐有多普遍

同样，我们对此仍是不确定的：我们真的不知道，它有多普遍。调查在门诊和社区中展开，但是对受虐的定义是没有一致意见的，许多人都试图掩盖受虐的经历，不愿意进行公开，最终使童年受虐的范围难以确定。

在英国，全国预防虐待儿童协会对成人进行了调查，发现有12%的人在童年遭遇了躯体虐待，有11%的人遭遇了性虐待。就目前儿童受虐的可能性情况而言，在英国，约有3 5000名儿童在国家儿童保护组织进行了登记，因为他们面临受虐风险，其中约有9 000人登记为躯体虐待风险，约有6 000人登记为性虐待风险。考虑到不同机构对儿童进行登记的谨慎，也考虑到一些受虐经历可能没有被记录，目前的数据还是可以在童年受虐的问题上，给我们一个较为保守的认识。

我们所知道的是，这些孩子*确*实遭遇了受虐，而给其中一些孩子造成的后果是，他们将这些问题带入了成人阶段。如果你在童年阶段遭遇了受虐，并且现在正与情感和关系问题进行斗争，你要知道有同样经历的并不只有你一个人。

章节小结

- 有许多时候，抚摸和戏弄完全是单纯的、安全的。
- 尽管我们对受虐还没有清晰的定义，但是，我们不能忽视童年受虐这一事实。
- 尽管童年受虐的定义在某些情况下需要被强调——比

如，在法律报告中——但是，你的注意力应该关注于对其影响的理解上。在谈到从创伤中治愈时，这比如何定义受虐经历要重要得多。

2

哪些问题与童年创伤相关?

在不考虑童年创伤定义多样性的前提下，研究者们开始试图理解有哪些与童年受虐和忽视相关的心理问题。

早期研究者们试图专注于解决具体的心理问题，比如进食障碍、婚姻问题、抑郁症等。但是很快，童年创伤与这些问题的关系逐渐清晰，并没有哪一种心理问题是由童年创伤直接导致的，但是，许多特定的心理问题却与童年受虐的经历相关。我们得出结论：童年创伤可以增加一个人在成人阶段遭遇困境的可能性。因此，我们说童年受虐并不能直接引起某一个具体问题，或者某一系列问题，但是，早期的受虐经历会使一个人变得更为脆弱，从而容易产生心理问题。研究也使得另外一些疑问逐渐清晰，我们了解到，受虐经历越严重，重复次数越多，这个人越可能在之后出现心理问题。

重要的是我们认识到，成人阶段产生问题并非不可避免。研究同样告诉我们，童年时期好的经历可以使一个人建立起心理的弹性。这就意味着，一些儿童可能遭遇了受虐，但是并没有在成年之后发展出心理问题，这是因为还有其他因素塑造了他们对幸福的体验。比如，如果一个孩子在一个充满爱与关怀的家庭中获得充分的鼓励，受虐的最糟糕后果可能不会产生；或者，如果一个孩子拥有良好的自尊，他就不会因受虐经历而自责；或者，这个孩子在揭发受虐经历时得到了足够的支持。我们可以回顾西蒙和苏西的案例，很明显，西蒙拥有这些保护性因素，从而应对得很好；但是，苏西就不具备任何一种保护性因素，从而被受虐经历严重伤害。

在童年受虐幸存者中，有一些心理问题是极为普遍的，这些问题包括药物和酒精的滥用与依赖、进食障碍、自伤、社交困难、情绪和愤怒问题以及一些躯体障碍等。表2.1对此做了总结。这些问题在没有受虐经历的人群中也有发生，所以我们要记住，有这些问题的人不一定都经历了童年虐待。

表 2.1　童年受虐经历者中的普遍问题

- 酒精和药物滥用
- 进食障碍
- 自伤行为，比如刀割或烧自己，或者试图自杀
- 社会退缩，害羞，缺乏自信
- 较差的愤怒管理，或者在表达愤怒、控制愤怒上有困难

（续表）

- 焦虑和恐惧
- 抑郁，无望，无助
- 负罪感和羞怯感
- 一些生殖区的躯体问题，包括性交疼痛

童年受虐幸存者也会面对关系问题，例如，很难相信他人，或者很难发展出亲密关系。由于童年受虐幸存者要与情绪问题做斗争，或者他们会通过在关系中退缩来进行自我保护，这就会导致他们在人际关系上可能还存在额外的压力。受虐幸存者可能在对他人的人格判断方面表现得很糟糕，他可能会持续遇到虐待他的人。而那些有性受虐经历的人，可能在他们的两性关系建立上遇到困难。在本书的第三部分，我们会更详细地讨论关系问题。

消极信念系统

受虐经历一个很重要的后遗症，是儿童由此发展出来的信念系统（belief systems）以及后续看待世界的方式，可能是消极的。我们的信念都是多样的，一些较为积极，一些较为消极，一些是中立的。比如，"我很好"和"未来看起来很美好"

就是积极的观念，这样的观念会让我们感觉良好；消极的观念，例如"我很脆弱"和"这些人是危险的"，会让我们感觉痛苦和恐慌；中立的观念，包括"太阳还会升起来"和"我有棕色的头发"，里面是不含有情感因素的。这些观念可能是真的，也可能是假的，但是，如果我相信我是好的，那么我就感觉良好，如果我相信我是脆弱的，那么我就感觉糟糕。

童年创伤幸存者更倾向于具有消极的信念，因此，他们对自己、对自己的外表也都持有消极的想法。英国心理学家耶户教授（Professor Jehu），也是第一个研究被性虐待的女性的信念系统的心理学家，他发现她们对自己、对他人和对未来的观念都是相当消极的。耶户教授的发现可以参见表2.2；从这些观点看来，许多受过虐待的人都经历着情绪和关系的挣扎，就毫不意外。

表 2.2　童年创伤幸存者的普遍信念

关于自己的信念	关于他人的信念	关于未来的信念
我是不同寻常的 我是糟糕的 我是没有价值的 我是要被责备的	他人都是不值得信任的 他人都会拒绝我	未来是没有希望的

1995年，在我们的诊所里，我们展开了一项关于童年创伤幸存者信念的简易调查，发现了5个主题：

1 我是糟糕的。

2 我是没人帮助的。

3 我是不洁净的。

4 我是一个不适应环境的人。

5 我什么都不是。

将自己描述为最后一项的人，他们觉得自己没有真正的个人存在感和人生目的。

并非所有参与这项调查中的人都有这样的感觉，事实上，一些来访者对自己有相当积极的观念；但是，来访者们所给出的5个主题也是极为普遍的。这就不难想象，一个遭遇了童年创伤的儿童，发展出了让他脆弱的这些观念，因而在成人之后很容易出现心理问题。

思维过程

除了容易拥有一些消极观念之外，童年创伤幸存者的真实思维过程在某种程度上也和他人不同。研究者们有以下两方面的重要发现：

1. 童年创伤幸存者比一般人更容易"分离"（detach）、"游离在自己之外"（space out）或"关闭"（tune out），这种现象通常被叫作"解离"（dissociation）；

2. 创伤幸存者对虐待相关的引发点会更敏感，比如，书中一段关于暴力或残忍行为的描述，会在有相似经历的人身上引发更强烈的反应。

分离或"游离在自己之外"

我们在某些时候都会出现解离，它是一种精神上的"分离"过程，只是每个人的程度不同。有时候我们只是"神游"，做白日梦，或者在做一件事情的时候，它并没有真正经过脑子。有时候，我们会"切断"我们的情感连接，因此要么我们难以进入所发生的事情当中，要么我们感觉不那么真实。有时候，解离比我们所描述的更为严重，有些人由于过于和自己分离，从而不能记得发生了什么，他们对事件没有记忆。

在创伤性情境中，比如交通事故、袭击事件或战斗的幸存者出现解离状态是很普遍的。有些人将解离描述为"出离身体"的体验，另外一些人则表现为失忆。如果一个小孩处于创伤情境之中，身体上不能逃离，那么精神的逃离就是合理选择。许多受虐的儿童能够幸存下来，都是因为他们能够通过这样的方法，从现实情境中分离出来。

当他一进到我的房间里，我开始想象自己融化在床垫里，消失了……

……我发现自己从身体里浮了出来……

有些时候我们试图达到解离的状态，是因为我们不想过多关注自我。当我们中的大部分人会选择读一本好书，或者观看一场精彩的电影的时候，我们希望通过分离来"忘记自己"，但是，有些人也会选择酗酒、抽烟、使用药品、暴食、自伤、赌博等方式，来达到解离的目的。所有这些方式都可以帮助一个人进入"关闭"的状态，但是，并非所有的行为都是安全甚至合法的，有些做法会把问题弄得更糟。

我们在不同的时候会展现出不同的侧面。比如，在工作场合，一个女人会表现出她十分职业化的一面；和朋友外出时，她会进入社交状态，表现出娱乐性的一面；而当她的孩子需要她的时候，她会呈现母性的一面。我们像这样，从一个面具切换到另一个面具是十分常见的事情，这能帮助我们有效发挥社会功能。

……就好像我是一个分裂的人——就像一个不再感到疼痛的士兵。我不再是山姆。

不幸的是，一些人感觉他们可以从一面切换到另一面，如此容易，如此频繁，以至于每个不同面呈现出来之后，自己好像都不再是同一个人。他们甚至会觉得，自己好像具有几个不同的人格。这不一定都会带来问题，但如果你感觉自己各种心理功能的运转不像是同一个人在工作，并为此感到困惑或担忧，请向你的医生寻求帮助，或者向专业治疗师寻求建议。

总体上来讲，解离是一种十分正常的反应。但如果妨碍到一个人的日常功能，或者它试图达到的分离状态是有害的，那么解离就会引起困扰。在第二部分，我们将学习处理解离的方法，届时你可以尝试练习。

对虐待的敏感度

研究发现，童年创伤幸存者们对与虐待相关的信息是十分敏感的，这并不难理解，这其实反映了这样一个策略："安全总比事后后悔好。"如果一个孩子曾经遭遇虐待，那么他现在会对危险有格外多的警觉，他能够更好地保护自己，因为他具有高度的觉察力，时刻观察周围的状况。如果伤害是可以避免的，他将能够逃脱，如果伤害不能避免，他将准备应对。这种反应会被带入成人阶段，如果这个人仍旧处于危险之中，那么敏感是有益的。然而，如果没有危险，过度敏感可能会干扰一个人的生活质量。在第二部分，我们会学习用何种方法来评估你的第一反应，这会使你在权衡情境方面更为自信。

练习

请思考这两种思维过程：一是"关闭"，二是对虐待相关信息的敏感。

- 你发现自己有分离的状态吗？
- 分离状态在什么时候发生？
- 它是否引起了麻烦？
- 你发现自己对某些话题过度敏感吗？
- 具体而言，什么让你难过？
- 那些让你难过的，给你带来困扰了吗？

同样，请用笔记录下来，这将帮助你更彻底地探索你的思维过程。

创伤性记忆

我们都有记忆，有一些记忆则更为生动和持久。强有力的事件往往会给我们最为强烈的记忆，这些记忆可能是愉快的，也可能是创伤性的。比如，孩子的出生，或者一个特别的生日，都会是美好的回忆；而一场车祸，一个你深爱的人过世，或是儿童时期的受虐经历，都可能是创伤性的。

记忆可以是事件的"动作回放"，我们有很好的理由来体验这种事件的重演。首先，"动作回放"能够使我们回顾过去的情境，并从中学习经验。想象一下，假如你在轿车里，差一点出车祸，你会感到战栗，而记忆会在那一瞬间停留。这段持久的记忆会帮你回顾这一意外事件，也可以帮助你在将来更好地驾驶（"下一次，我会在路口更好地做准备……下一次，我一定确认检查好了所有的倒车镜……下一次，我要放轻松一些……"）。其次，通过回顾记忆，我们能够对经历逐渐适应，这样会逐渐减少情感消耗。对意外事故和丧失亲友的记忆会随着时间逐渐消减，尽管我们不会完全忘记，但是，记忆逐渐不会再那么栩栩如生，我们也将不再那么悲伤。

也会有例外的时候，这一过程进行得并不顺利，记忆仍会一直十分生动，过去的经历会一直使我们感到痛苦或害怕。它们看起来是失控的，这会使这些经历成为创伤性经历。

　　一些记忆通常会被一些事物引起，它们常常带有悲伤色彩。创伤性记忆的引发源可能是明显的，也可能是很微妙的，它们包括声音、对纺织物的触感、气味、特定的词语、被以某种方式触碰，或者身体的感觉等。有时候，它们所造成的痛苦会导致非常戏剧性的、破坏自我的冲动，比如，自伤、暴食或药物滥用。在本书的第二部分，你将学习到一些管理创伤性记忆的策略。

　　童年创伤幸存者可能会遭遇两种类型的问题记忆：对事件的*侵入性记忆*和生动的*闪回*（flashbacks）。有时候，童年创伤经历者会以*噩梦*的方式经历创伤性记忆。

侵入性记忆

　　这些记忆会闯入到意识中，特别是当一个人的思维处于空闲状态的时候，有了这类回忆的人，通常会有这样的感受：过去的事件一直挥之不去，从没有释怀。它可以是一种正常现象，不一定是创伤性的。愉快的入侵包括做白日梦，回忆前一天晚上好看的电影片段，想念一个爱着的人。这些不一定总会打扰我们，这些记忆进入到我们意识中的时候，我们可以是放松的状态，随后，它们会从意识中漂走。然而，创伤性记忆也可能侵入，而这些记忆会制造烦恼，更不容易从脑海中离开。我们越是试图不去想它们，它们越会变得持久。

闪回

这一名词通常用来描述一种特有的记忆，这种记忆的特征是具有生动的内容。每个人都有经历闪回的可能，我们并不需要对它感到害怕。比如说，烟花的声音或气味可能会把我们的记忆带回到快乐的童年场景，或者一段乐曲会使我们回想起一段友谊中的生动情节。但是，创伤幸存者会被不期而至的闪回所困扰，这些闪回的内容是过去发生的创伤性事件。这些会让人感到十分痛苦，特别是在晚上，记忆会变得尤为生动，并难以控制。

对闪回的体验可以有多种形式。有些人只是"感觉到"以前有过的创伤，而另一些人则好像真的回到了从前。闪回未必是一段完整的记忆，但它可以是一段反映过去经历的片断，比如说受虐的躯体感受，或者一种噪音，或者某种香气的嗅觉感受，或者是强烈的危险感。闪回会令人担忧和惊恐，但如果你有闪回经历的话，请记住：它们并不意味着你疯了，或者失控了。

下面是一些对闪回的描述：

我有一种强烈而不安的熟悉感，但我无法详细地描述它是什么。

当我经历闪回的时候，没有具体的画面，但却是十分躯体化的，我又重新经历了受虐过程中的躯体感受。

我"观看"到了我的经历，就好像看电影一样。

就好像我又重新在那段经历中活了一次。噩梦一次又一次地发生，无比生动。

虽然真实的事故都已经是过去时，但是闪回可以在瞬间发生，是一种"就是现在，就在这里"的状态，所以，它带来的感受可以特别强烈，也可以令人十分恐惧。

闪回可能被许多不同的事情引起。比如某人的声音，以某种方式被触摸，某些东西引起的嗅觉和触觉，某种身体姿势，看到某个与施虐者相似的人，某些词句或某个地方。

噩梦

记忆或闪回以噩梦的方式发生并不罕见。有些时候，噩梦的内容是创伤本身，但梦往往是扭曲、变形的，它代表了某些创伤的意义。噩梦里可能隐藏着"威胁""羞愧"或"耻辱"的意思。

记忆有多可靠？

有一点让人担忧的是，我们对创伤的记忆可能是"虚假记忆"，也就是我们会把错误的回忆当成是真实的受虐。关于这一现象，英国心理协会在1995年展开了专家组工作。专家组的结论是，对于我们所有人，*记忆大多数情况下是正确的，但是，它会变形或变得复杂*。

"记忆大多数情况下是正确的"，这很重要，请记住这一点。但是，我们也需要认识到，在某种程度上，我们都有虚假记忆，比如你会想"我丢了车钥匙"，于是你开始回忆，似乎在餐桌上看到了它。越是这样想，你越感觉就是这样子。直到你发现，钥匙没有在餐桌上，而是在外套兜里，你会觉得很意外。

虚假记忆最可能来自心理暗示。在这个寻找车钥匙的例子中，你倾向于自我暗示，你一直和自己说："我把钥匙放在了桌子上。"直到说服自己相信："我的确这样做了。"

研究显示，我们中的一些人（但不是所有人）会被信赖的人重复提出的暗示深深影响着。如果一个被我们信赖的人强调一些事情是发生过的，那么这会变得更为可信。这就是为什么广告中常常选用知名和有公信力的人来夸赞某些产品。这种可暗示性大体上解释了，为什么许多关于受虐经历的虚假记忆和（信任的）治疗师有关，因为治疗师重复地解释来访者过往中的受虐经历。

暗示的有力影响同样也可以帮助我们理解，为什么当父母或看护者否认或抹杀虐待经历时，受虐的人会对他们的经历感到十分不确定。看护者和父母都是被信任的人物。当他们说"那根本就没什么，不要找麻烦"，或者"我根本就没做那种事"，或者"你又开始撒谎"时，孩子会质疑自己对事件的记忆。

很重要的是，我们需要认识到，在旷日持久的压力下，或者对某种暗示的坚持，都可能创造虚假记忆。我们越是想象钥匙在餐桌上，虚假记忆会变得越强烈。因此，我们不应试图通过强迫进行回忆，因为这会导致记忆变形；我们应该简单地让记忆复苏。

专家委员会还发现，在创伤幸存者中存在对创伤经历的失忆或记忆缺损的问题，而对"丢失"记忆的重拾，在心理治疗中和心理治疗以外都有发生。这一发现支持了这个观点：我们能够压抑创伤性记忆，创伤性记忆也可以在以后的生命阶段中重新浮现。某种程度上而言，在受虐经历发生之后，对其没有记忆，正是一种虚假记忆。

从这些讨论中，我们还得知，在我们的记忆中出现空当或变形，是常有的事情，但整体的回忆通常是准确的。记忆确实会出错，但这通常反映的是不准确的记忆，而不是虚假记忆。想象一下，两个朋友一起度假，一年以后重新回顾度假的时光。他们对如何度过了那段时光会有基本一致的记忆，但是，如果我们听到他们这样说也不稀奇，比如："哦，我几乎一点都不记得这件事了！"或者："我们没有吧？"或者："不，你错了，那天我们去了博物馆。"这些都提示我们，记忆不是完全准确的。

同样重要的是，我们需要认识到，记忆不是事无巨细的。关于微小细节的记忆可能从我们的回忆中遗失，但是，我们对事件仍具有可靠的"感知"。比如，当我走进音像店，我能选择出一卷录像带，知道我看过它，我很喜欢它（或者很讨厌它，或者曾经被它深深感动），但是，我不一定能够记得其中的情节或者结尾。有些时候，我可能甚至不记得电影是谁主演的，但是我仍记得自己对电影的感受，以及整个故事是什么。

所以，记忆是个复杂的现象，它不能简单得像一卷录影带，可以记录，可以回放。但是，除了微小的细节，它大体上是可靠的。

章节小结

- 童年受虐不会直接导致心理问题，没有受到童年虐待也可能出现问题。

- 但是，童年受虐确实会导致一个人更为脆弱，更容易出现各种各样的心理问题。

- 具体而言，一段受虐的经历能够影响我们的思维方式。它会影响我们看待自己、看待世界和未来的方式，这会影响我们的人际关系以及我们感受自己的方式。

- 童年的创伤性体验可以一直伴随着一个人，这会让他在成人阶段因恐惧的记忆而痛苦。

- 虽然我们对童年的记忆是不完整的，有时还受心理暗示的影响，但是，它们整体而言是准确的。

3

童年创伤的疗愈

尽管经历了童年的创伤，你成年之后的生活可能遭遇心理问题，但是，我们仍然可以期望进行一些改变，使你的生活变得不同。我们知道，遭遇童年创伤的人确实能够被治愈。我们可以阅读从创伤中治愈者的自传，那里面记录了他们是如何康复的。我们也知道，对于一些人来说，发生改变相当容易，对于另一些人来说则要经历许多内心的斗争，但动机是存在的。

任何一个决定做出人生改变的人，可能都要面对风险，面对抉择困难的问题以及令人却步的挑战，而在学习新技能的过程中，完成枯燥和重复性的任务是必要的。大多数人会回头去看那些艰难时光的时候，会认为努力是有回报的。

本书中的观点建立在我们诊所接待的男性和女性来访者的经历基础上。他们面对生活都做出了改变，都曾面对改变带来的压力，都学到了新的应对方法。普遍而言，他们告诉我们，努力是值得的。不过，你不要假设挑战和挣扎总是坏事。我们的一些来访者说，从童年创伤中治愈是一个让人兴奋的挑战，这一过程也令人十分享受，因为他们可以看到好处，最起码也能让他们感到可以掌控自己的生活。

准备发生改变

改变不是一个孤注一掷的决定。心理学家表示，这是一个微妙的过程，有许多步骤。这些步骤可以被总结为"甚至没有考虑它"——"开始考虑它"——"做计划"——"开始执行"——"坚持下去"（最难的环节）。这些步骤通常可以被用来理解努力的过程，改变也伴随着一些起起伏伏，比如，放弃一种成瘾习惯，选择一个新的职业，坚持锻炼，或者节食。

你可能认识一个吸烟者或者一个减肥者，他们处在准备改变的不同阶段。想一想他们要经历的步骤。早期阶段，他们甚至不考虑放弃吸烟或过度饮食（"那不是什么问题。我很开心做我自己"，或者，"没有什么必要，我是不会去做的"）；接着，他们开始考虑它（"或许，我应该尝试放弃现在的习惯，我也不确定"）；下一步，是形成契约（"等我考完试我就停止吸烟"，或者，"等我度假回来，我就开始节食"）；最终，他们真的开始改变行为。这并不是终结，因为他们还需要保持发生的改变，抵抗又回到过去老样子的冲动。在改变的过程中也常常会出现阻碍，吸烟者或节食者可能发现他们又回到制订计划的阶段。通常来讲，如果一个人会相信，即便有压力，努力也是值得的，他有能力也有资源来应对那些压力，他的生活环境也能够为改变提供支持，那么这样的人最能成功。

　　对于任何一个决定做出重要生活改变的人，这都是一个典型的模式，那么，在你开始进行生活中的改变之前，你需要在准备阶段进行反思。如果你现在处于考虑/计划阶段，阅读本书会让你大为受益，因为它将为你提供更多的信息和观点，帮助你做出正确的决定。如果你处于"行动"阶段，那么你可以在阅读此书的同时，开始按照书中具体的建议进行改变。如果你已经发生了改变，但是你又发现可能有些操之过急，那么，可以重新回到"考虑/计划"阶段进行调整。

康复的过程

　　当你考虑你的预期目标，以及回顾你的个人进度的时候，要记住，不同的人康复的过程会有非常大的不同。一般来说，大部分创伤幸存者都是分步骤进行康复的，具有更稳定的生活、良好支持和较少困难的创伤幸存者进展最快，因为他们需要的改变较少，并且可以在一个能得到支持的环境中进行改变。

由于周围关系会发生变化，或者要面对恐惧，有时候康复本身就会产生压力，这时候暂停任务以进行调整来适应变化也是常有的事情。

通常，很多人期望进展能稳步上升，如图3.1。事实上，大部分人发现他们的进展更像是爬台阶，如图3.2，有时有明显的进步，有时发生停滞。

图3.1　平稳康复模式

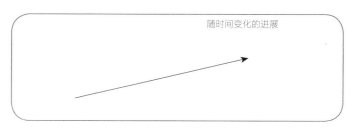

图3.2　阶梯康复模式

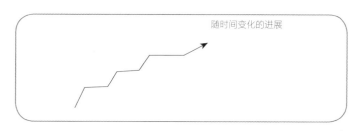

图3.3　不稳定康复模式

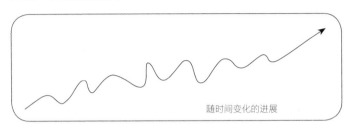

随时间变化的进展

还有一种常见模式是一系列的起伏，如图3.3。在这种情况下，进展就好像向前走两步，又向后退一步。

图3.2和图3.3中呈现的模式，可能会使一个人在收获不明显的情况下感觉泄气。事实上，这三种模式都代表着进步，但是，每一种模式所表现的进展速度不同、收获不同。因此，你需要站开几步问自己："我真的一点进展都没有吗？还是说我现在只是遭遇了瓶颈？"或者："我真的又回到起点了吗？还是说这只是进展中的一个间断？"如果你遇到了停滞，或者正在经历暂时的后退，这通常是说得通的。比如，你可能已经有了许多改变，现在是时候"歇"一下，巩固这些改变，来习惯自己取得的进展了；或者，你所做的准备目前还应付不了你在这个阶段所遇到的情况。试着去理解你进步中的波动，因为这会让你更容易忍受这些波动，并帮助你继续向前走。

　　还有一种康复模式也值得描述一下，尽管有的人可能不会经历。在这种模式中，一个人在改善之前会有一种感觉，好像事情在变糟糕。对于有些人，这是一种常见的经历，这些人已经将事情压抑了许多年，或者他们受抑制的记忆开始浮现。受过创伤的人们可能会发现，记忆在休眠了数年之后开始复苏。这会使他们感到震惊和痛苦，但是你需要认识到这是正常现象。事实上，回忆过往十分有益，因为记忆常常可以帮助我们康复。

　　有时，这些记忆是完全"被忘记"的事件。

　　你知道，他曾以那样的方式伤害我，对此我完全没有概念。我从没喜欢过他，我很奇怪为什么会这样，我真的没有意识到他做了什么。这些记忆突然都向我涌了回来，我逐渐想明白了许多事情。

　　有时，真实的事件没有被忘记，但是，与之相连的情绪却是麻木的。这些情绪可以回来，恐惧、受伤、羞耻和震惊可以在虐待结束很久之后，重新浮现。

　　我一直知道我曾被虐待，但是，好像对我来说什么事都没有。如果你问我虐待的事情，我可以说出每个细节，但是我却感受不到它们。过去一年里，当我记起受虐的经历，我开始感到疼痛和羞耻。现在，我的感觉正常了许多，但是，我仍能感觉被伤害。

有时，一件曾经被误读的事情会随时间流逝而逐渐变得清晰。比如，一个男人可能会意识到，他的母亲并非真的没有注意到他被虐待，但是，她选择假装不知道。

当我还在上学的时候，当他说"你很与众不同"时，我相信他，这也是为什么我们可以拥有共同的秘密。我确实感到自己很特别。我可以让他做任何事情，因为我信任他。当我知道他被捕是因为骚扰了至少四个女生时，请想象我的震惊，他只是一个让人恶心的老师，占我的便宜，虐待我。

这些回忆无论是哪种形式，都会引起痛苦和苦恼，并且在一段时间内，可能会令一个人感觉更糟糕。这一部分在图3.4中第一部分的"记忆再现"阶段呈现出来。

虽然这一过程是痛苦的，但忍耐过这一阶段的好处是，那些经历过它的人会找回属于自己的过往，并能够处理那些过

图3.4　康复模式：在改善之前出现的情况"恶化"阶段

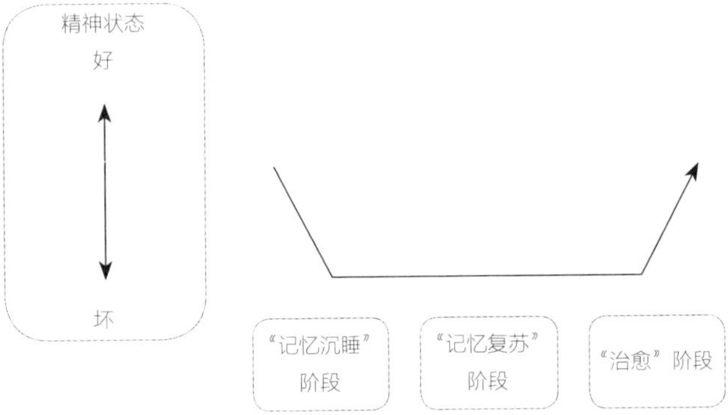

往，会为之感到震惊，并对过去的经历形成新的认识。下一个阶段是"记忆复苏"阶段，在这一阶段里，很多事情会在进展中发生，尽管有些人由于他们的情绪原因，会感觉遇到瓶颈。一旦这个中间阶段完成了，我们会看到更为典型的"康复"模式，这在图3.2和图3.3中都有所表示，在这一过程中，我们会更容易看到康复的希望。

　　如果你发现，自己在"记忆复苏"阶段的情绪变得很糟糕，我建议你向你的医生、受过训练的咨询师或者治疗师寻求帮助。专业的支持，包括一些药物支持，有时会使这个阶段更容易度过，帮助你更安稳地走到最后。

章节小结

- 一个人可以从童年创伤的影响中康复过来，但是，有时候他需要等到时机成熟，才能着手做出必需的改变。

- 改变可以分阶段进行：你可以一步接一步地完成任务，找到适合自己的节奏，给自己时间来调整。

- 进展通常都伴随着起伏，所以，要做好准备来应对。

4

问题的发展

早期

　　某种程度上，这一幕在我们出生的时候就设定了——我们都带有与生俱来的气质。我们中的一些人，生来就很温和，有些人很活跃，有些人很胆小，有些人则看起来无所畏惧。从婴儿期开始，我们便和环境——我们周围的人和事——产生了互动，这样我们就获得了许多经验。我们的后天经验，结合我们先天的气质，就形成了我们的人格、我们应对压力的能力和我们应对困难的脆弱与否。

　　通常情况下，一个拥有充满安全和爱的童年的孩子，会成长为一个自信的成人，他能够很好地和他人建立关系；而遭遇忽视和创伤的孩子，他们可能对自己和对未来感到不确定，也很难发展出一段持久的关系。在20世纪60年代，由心理学家鲍尔比（Bowlby）开展的研究显示，婴儿有在情感和身体上得到照顾的强烈需求，如果这一照顾是连续的、可预知的，婴儿就会产生真实的安全感和自信。在成人阶段，他/她就能形成良好的关系，不会害怕与他人关系上的亲密，也不会担心被抛弃。这些人对自己和他人都有基本的信任。

相反，如果婴儿获得的照顾是不可预知或不稳定的，他们的养育者对他们有虐待或者忽视行为，或者养育者给出的是混乱的回应，无法值得依靠，那么这些婴儿通常对自己和他人都缺乏信心。成年之后，他们会过于担忧被遗弃和被伤害，也难以和他人建立信任关系。他们可能会通过紧紧抓住一个伴侣的方式，常常寻求更多的允诺和慰藉，或者完全回避亲密关系，来应对这种恐惧。有时候，没有安全感的成年人会经历一种矛盾的痛苦，他们对伴侣既依赖又拒绝，以保护自己免于受到伤害。这通常会给一段关系带来压力，并可能导致友谊或婚姻中出现问题。

孩子的早期经历和关系状况会影响他们对自我、对未来的感知，影响他们看待世界的方式。一个拥有稳定关系和获得良好照顾的孩子，很可能形成平衡的自我观，对生活充满希望；而一个有创伤经历的孩子，可能会发展出消极的自我观，以及对他人和未来的消极态度。

孩子是很擅长学习的，这是他们发展和生存的优势。而孩子特别擅长从成人那里学习，比如从父母、亲戚、友人和老师那里。孩子对这些人会有特别的信任。如果成人给出鼓励性和诚实的信息，就能帮助儿童形成健康和平衡的自我观念，比如，"我是被爱的""我是重要的""如果我努力，我就可以获得成功"，或者"我能够建立友谊"。

然而，有虐待倾向的成人传递给孩子的信息，可以给一个孩子带来混乱、不安全感和自我谴责。不幸的是，如果一个孩子或者年轻人接触到一些不真实的信息，他/她可能在成人阶段形成错误的信念，会在他/她的成人阶段带来困扰。通常，这些信念是在成长过程中建立的，在他对自己下的结论里，能听见他还是个孩子时，那些成年人的声音在他的世界里形成的回声。比如，"我是糟糕的""我不重要""我是个骗子""我是个傻瓜""我永远都不会安全"，或者"我只是为了获得关注才做事情"。一些在童年阶段获得的信念，会严重影响与他人建立关系，比如，"没有人会喜欢我""我谁也不能信任"，或者"我需要随时随地取悦他人"。

孩子们都会试图在最大程度上理解他们的世界。他们试图理解痛苦和可怕的经历，但是，没有成人的引导，他们的结论可能会有偏颇。通常情况下，孩子们会认为，糟糕的事情发生都是因为他们自身的问题，并会以此得出结论"我是糟糕的"，或者"我是脆弱的"，或者"是我的错"。孩子们会把自己看成无助的，如果没有得到成年人的允许，他们会认为，"我不能随便尝试"，或者"他人都会伤害我"，或者"可怕的事情会发生"。

不愉快的事件会影响孩子的人生观。重大的丧失事件，会使孩子们变得悲观，感到绝望，更容易抑郁。孩子们经历的*压力和创伤*越多，他们越会对未来感到恐惧，认为他们是处于危险之中，这会带来许多焦虑和担忧。如果没有一个安全的环境来帮助他们发展出更为客观的视角，这种消极的状态会一直持续到他们长大成人。

从积极的一面看来，快乐的童年事件，能够支持并确保一个孩子形成自信和健康的乐观精神。即使这个孩子遭遇了创伤，但只要在他/她的生活中有稳定良好的关系，他/她也有能力抵抗有害影响。你知道自己在童年时遭遇了创伤，但是，你是否也经历过被关爱，拥有过稳定的关系？你的生活中是否有美好的事情发生？不要忽视你的健康经历，这一点尤其重要，因为这些都有助于你的治愈。

幸运的是，一个人的自我概念和与他人的关系模式是可以发生改变的。一个人可以变得更加自信，学会信任，并发展出更为健康的关系。为了实现这些目标，理解为什么这些问题是在一开始就出现的，早年经历都会产生哪些信念，将很有帮助。

这本书中，你将看到个人信念被归类为以下几种：

- 关于自己的信念。
- 关于他人和世界的信念。
- 关于未来的信念。

这些信念常常涉及核心信念，因为它们对我们如何感知自己、如何感知这个世界，都如此重要。它们影响我们的每一个想法，感受，行动；因此，我们能够从识别它们中获益。有一些信念是积极的，有一些是消极的，有一些是真实的，有一些是虚假的。在第13章中，你将学到如何更了解你的信念系统，也将学习到如何重新评估它们，认识到它们不是完全正确的。

练习

回忆你的早年经历，思考如何在健康的和不健康的经历之间建立平衡关系。

- 这可能对你产生了哪些影响？
- 这如何影响了你的自我观念？
- 这如何影响了你对他人的观念？
- 这如何影响了你对未来的观念？

信念系统和"精神过滤器"

童年，是我们建立信念系统的关键人生阶段，有一些信念是我们深信不疑的，通常与强烈的感情联系在一起。信念系统可以反映非常健康的信条，比如：

我有权也值得获得他人的尊重，或者

他人不应糟糕地对待我，或者

我基本上是体面的、受人喜欢的。

然而，信念系统不是一直积极的，也不是一直准确的。一些经历过童年创伤的人会有这样的信念：

我是脆弱的，每个人都可能击倒我，因此我不会信任任何人。

我是一文不值的，从没有被爱过。

我完全没有办法保护自己，因此，也没有必要尝试。

我需要一直取悦他人，这样他们才不会讨厌我、拒绝我。

虽然这些信念真实地存在于创伤幸存者的感觉之中，但是，有一些与现实差别甚远。这本书中，我们将更密切地关注这一类型的信念系统。

这些信念系统扮演着"精神过滤器"的角色。每一个人对自己日常经历的看法都是由他们的信念系统塑造的。想象以下三个女人，她们有不同的"精神过滤器"：

- 多丽丝认为她不是一个友好的人，别人迟早也都会发现这一点，他们会抛弃她。
- 安妮认为自己是一个大体上还不错的人，但是糟糕的事情会在她身上发生，世界处处充满危险。
- 奥利维亚认为自己大体上是不错的，她认为大多数人是值得信任的。

她们都约了新认识的朋友在咖啡馆见面。朋友没有按时来，每个女人的"精神过滤器"会产生不同的结论：

- 多丽丝确信，她的朋友重新考虑了他们的友谊，改变了主意，抛弃了她。于是，多丽丝离开了咖啡馆。
- 安妮的第一个念头是，她的朋友遭遇了不测，所以，她要了一杯喝的东西，好让自己平静下来。

● 奥利维亚觉得她的朋友迟到应该事出有因，她开始回
忆自己是否有朋友的电话号码。

不同信念系统带来了不同的结果，多丽丝感到痛苦和受伤，安妮感到很惊慌，而奥利维亚保持平静，能够考虑应对这一情境的办法。

我们的信念系统有一些反映的是真相：奥利维亚是一个还不错的人，有时候世界是个危险的地方，有一些人可能是不值得信任的。

然而，一些信念系统会让人感觉它反映的是真相，但事实上并不是。人们曾经认为世界是平的，大多数孩子会相信有圣诞老人；但是，作为现代社会的成年人，我们会知道，这些都是与真实世界有出入的。多丽丝相信她是一个不够好的人，这是一个错觉；安妮认为世界一直都是危险的，这也是一个错觉。的确，多丽丝并不完美，世界有时候也充满危险，但是，两个女人都高估了消极的一面。

我们可以重新评估我们的"精神过滤器"，并且我们可以改变它们，但是，这需要花费时间和大量努力。美国心理学家帕蒂斯基博士（Dr.Padesky）将无帮助性的、不准确的或夸张

的"精神过滤器"比作偏见。她指出，偏见是一种信念，怀有偏见的人深信某些事情是真的，但事实上，偏见反映的并不是真实情况。任何持有偏见的人都很难意识到这只是一种视角，一种先入为主的看法，一种可能不准确的观点。

练习

为了更好地掌握这些信念系统是如何运作的，帕蒂斯基博士建议你去想想一个你认识的具有偏见的人——一个你不认同其观点的人。那个人可能是个种族主义者，或者性别歧视者，或者支持不同的足球队。

- 想一想那个人的偏见有多强烈：他们对此感到疑惑过吗？
- 现在考虑一下，当他/她发现一些事情印证了他们的偏见，会发生什么？他/她会如何反应？
- 当他/她遇到一些和他/她的偏见相矛盾的事情的时候，会发生什么？

我们发现这相当普遍：

- 含有偏见的信念有时根深蒂固。
- 符合偏见的信息会被接受和相信。

● 不符合偏见的信息会被忽略、被认为是毫无价值的，从而被无视、通常也不被接纳。

图4.1总结了这些偏见的要素。

图4.1　偏见是怎样维持下去的

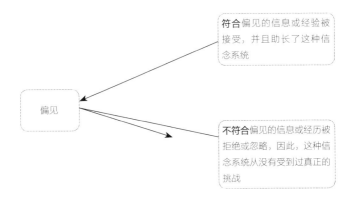

符合偏见的信息或经验被接受，并且助长了这种信念系统

偏见

不符合偏见的信息或经历被拒绝或忽略，因此，这种信念系统从没有受到过真正的挑战

这样一来，偏见会在没有挑战或质疑的情况下得以维持。多丽丝的事例就是这样的，她把朋友的迟到解释为对自己的拒绝；对于安妮来说，她把同样的情况解释为世界是个危险的地方。有趣的是，她们两个都接受了自己的结论，而没有检验一下现实情况是否如此。只有奥利维亚采取了行动，来澄清真相。

如果一个人只是和有相似观点的人在一起，偏见就更容易维持。比如，我们倾向于阅读支持我们观点的报纸；我们加入的俱乐部，里面的人大多和我们有一样的偏好。我们很自然地会根据我们所认为的真实去生活；这也就不难理解，为何多丽丝离开了咖啡馆，去处理她的悲伤，而安妮则尽可能地平复她的焦虑。

由错误信念系统引导的生活会以最顽固的方式保持偏见。你认识的人中，有多少因为偏见而从不进行自我反省？他们很容易放弃，不去尝试取得更多的成就。随后的失败则强化了他们的自我信念，让他们认为自己是没有价值的。想象一下这样的错误信念："我是不值得被爱的。"一个具有这种自我偏见的人，对于被拒绝，甚至只是一个拒绝的暗示，都会十分敏感，同时，他也很难认识到或接受来自别人的称赞。因此，他的回忆会缺少与别人关系中的积极方面，他会反复得出结论：他是不值得被爱的。他甚至可能正处于一段受虐关系中，因为他感觉自己既然不值得被爱了，也就不会有更多的期待了，而这段受虐关系会更加强化他的自我偏见。这样一来，他会受制于环境和思维方式，从而很难从困境中走出来。

你的信念系统

好的经历和坏的经历都可以塑造我们的信念，我们的信念系统使我们或多或少都会在之后的生活中遭遇问题。很可能的是，作为一个童年创伤的幸存者，你也会有一些非创伤性的经历，同样会影响你的生活，在积极的经历上停一停脚步，会使你受益匪浅。然而，同样重要的是，你需要认识清楚童年受虐的经历是如何影响了你现在的生活，要记住，并不是所有成人阶段的心理问题都根植于童年受虐的经历，也不是所有的受虐经历都会导致后来的问题。

练习

首先，想一下你能记起来的经历，好的和坏的，记录下来。比如：

我一直被我的父亲批评、贬低；我不得不保守家庭的秘密；我家族中的男人们都特别暴力……

然而，我的老师一直鼓励我，给我希望；我学会了和糟糕的事情做斗争；我有一些好的同学，并且有一些愉快的时光；我赢得了音乐比赛奖项；桑迪和我一直是特别亲密的伙伴；我一直很乐意照顾他人。

然后，考虑一下，这些是如何影响你作为一个成年人的观点的：你对自我、对他人和对未来的看法。同样，把这些观点和看法写下来。比如：

我没有自信；我感到孤独；我遭受性别歧视；我生活在他人的期待中；我回避感情；我应对不了；我不相信自己；我无法接受赞美；我一直认为自己总在"背锅"；未来让我感到恐慌……

然而，我决心康复；我没有放弃，我的内心还在战斗；我有幽默感；我是有天分的；我是忠诚的；我是一个温和、能够照顾他人的人。

定义这种类型的信念不是一件容易的事情，因此，如果你发现很难用语言描述它们，请不要失望。如果你将任务分

解，可能就会容易很多。想一想，你是如何看待自己的，
你是如何看待他人和未来的。

我是：＿＿＿＿＿＿＿＿＿＿＿＿＿＿＿＿＿＿＿

他人是：＿＿＿＿＿＿＿＿＿＿＿＿＿＿＿＿＿＿

未来是：＿＿＿＿＿＿＿＿＿＿＿＿＿＿＿＿＿＿

接下来，看一下你的感受，以及它是如何影响你应对生活的。
比如：

*我常常担忧；我很容易愤怒；我是悲伤的；我时常抑郁；
我感到自卑；在关系中，我时常感觉被利用；我无法信任
他人；我是性冷淡；我伤害他人；我不坚定；我很容易后
退和放弃；我有酒瘾。*

*然而，有时，我感觉自己是积极的、强壮的；我可以良好
地交流，努力地工作；我对他人是诚恳的；我工作做得不
错；我保护了我的孩子们，使他们免遭虐待；我擅长照顾
他人；我对生活中的一些事充满决心。*

让任务变得更简单一些，想一想你的信念系统是如何影响了你的情绪、你的关系，以及你的行为方式的，这一信念系统又是如何使你或多或少地在困难面前变得脆弱的。

我的情绪：_____

我的关系：_____

我的行为：_____

现在，你可以建立起一幅图景：你的经历是如何与你的信念系统连接在一起的，相应地，你的信念系统又是如何与你的情绪、关系和行为中的困难连接在一起的。此时，你已经开始回答这一问题："为什么是我？"（见图4.2）在这一阶段，特别重要的是，不要过多地细究你经历中的消极后果；要关注你经历中那些能使你强大的、帮助你克服这些困难的事情。

图4.2 对"为什么是我"的回答

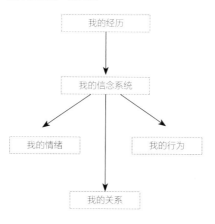

章节小结

- 我们的先天禀性和我们的后天经历都影响着我们的优势和弱点。

- 特别是我们的经历，会影响我们关于自己的、他人的和未来的信念。

- 有一些信念系统是正确的，有帮助的；但是，有一些是不正确的，可以引起烦恼。

- 重要的是，我们需要站开一点，问一问自己："这整个信念系统都是对的吗？或者，我是不是在一个错误的概念下应对挑战？"

5

使问题持续存在的五个因素

到此为止，你对你的问题根源已经有了更好的理解，那么，接下来要解决的是："为什么摆脱不了这些问题？"

对于任何人来说，都有一些问题能够自己化解，但是，另有一些问题会持续下来。你需要找出你那些持续存在的问题，然后，花一些时间来分析，是什么原因让它们持续存在？是什么使它们停下了继续改善的脚步？

问题可以由许多原因而持续存在：

- *我们的想法（或精神意象）和我们的信念系统或"精神过滤器"是连在一起的。*

简的难题：难以与他人相处

由于遭遇过背叛，简很难相信他人——她有一个"不要相信他人"的精神过滤器。这样一来的结果是，她避免和任何人走得太近。在这样一种行为模式下，她从不接近任何人，她也从不质疑她的信念，所以她从不给他人机会去证明，他们是值得信赖的。她的信念、思想，以及她的行为模式，使她的问题很难得到撼动，她也从不让自己形成信任关系。

杰克的难题：低自尊

杰克被虐待过，所导致的一个结果是，杰克认为他是"糟糕"的，或者说他有一个"我是糟糕的"的精神过滤器。这一信念太过强大，以至于他只注意到与他的这一信念相符的事实，而那些和这一信念不相符的事情，他从没注意到。因此，他一直坚持相信"我是糟糕的"。他的"精神过滤器"让他的这一信念很顽固，这使他一直处于低自尊之中。

● *我们如何感受：我们的情绪，我们的情感反应。*

托尼的难题：抑郁

由于被忽视和被伤害，托尼很脆弱，并且陷入了抑郁。任何一个抑郁的人都是以消极的目光看待这个世界和他们自己的——这是典型的抑郁症状——因此，托尼认为他的处境和未来是没有希望的，认为他自己是没有价值的。他对未来的消极态度和批判式的自我评价更加重了抑郁，因此，我们可以说是他的心理状况使他的问题难以解决。

● *我们做什么：我们的行为，我们对事物的反应。*

克莱尔的难题：害怕离开家

克莱尔感觉自己从来没有自信过。随着年纪的增长，她的安全感更加匮乏，于是，她选择留在家里，无论是一个人还是和朋友一起，她都不愿出门。这种独居的行为导致了两方面的影响：首先，朋友们不再邀请她出门，因此，她也再得不到出门的鼓励；其次，她越是回避出门，出门对她来说就越难。她越少出门，她就越没有从家里走出来的自信。

● *我们的生理：身体里的化学环境是波动的。*

卡里的难题：暴食和酗酒

卡里在童年时期遭遇情感虐待时，学会了用食物来缓解痛苦。到了成人阶段，她仍选择用暴食和酗酒的方式来解决痛苦。最初，这种方式给她很大的缓解，因为，进食既可以影响身体的化学水平，又可以使我们放松。因此，在她经历痛苦的时候，她选择"大吃大喝"，但是，她从未学会如何处理痛苦，于是，当下一次危机发生的时候，她仍旧选择用暴食和酗酒来应对。她的难题一直处于一个生理与行为的循环之中。

● *我们的环境：我们生活和工作的方式。*

弗兰克的难题：害羞和社交焦虑

弗兰克在家庭和学校里都遭遇过欺凌。长大后，他变成了一个在社交方面十分胆小的人，他认为自己是无用且愚蠢的。他和他的父母生活在一起；他有一份工作，有几个好朋友，他的朋友告诉他，他们会很好地陪伴他，并且会努力将他纳入他们的社交计划范围中。朋友们的行动有助于弗兰克质疑他对自己的假设；但是，当他回到家中，他的父亲仍指责和贬低他，母亲则一如既往地袖手旁观。弗兰克再一次感觉自己一无是处。虽然他的朋友能帮他挑战旧的信念系统，但是，他的家庭环境又把他打回原形，使他一直处于胆小、焦虑的状态。

上面提到的每一个例子都描述了各种循环，正是这些难以打破的循环导致问题得不到解决。或许，你可以想一想自己的情况：你陷入了什么样的循环，它是怎样阻碍了你解决问题。通过对这本书的学习，你应该能更容易地找到"为什么是我"和"为什么问题难以摆脱"的答案。

如果我们发现难以对自己的问题进行分析，因而这些问题并不好回答，那么在目前，你需要做的仅仅是思考你的问题是什么。我们需要先完成对维持问题的循环的探索。

随着我们继续深入探讨，我们会发现问题更为复杂之处，反映了我们自身的不同方面与我们的环境是如何互动的。当你开始梳理你的问题时，请记住以上例子的五点因素：

1 *你的想法（或精神意象）*：它与你的信念系统直接相关。

2 *你如何感受*：你的情绪，你的情感状态。

3 *你做了什么*：你的行为，你对情境的反应。

4 *你的生理情况*：生理变化，以及你的身体化学情况的变化。

5 *你的环境*：你生活和工作的方式，你周围发生了什么。

某种程度上，这看起来有些复杂，不过，帕蒂斯基博士和她的同事穆尼博士（Dr. Mooney）帮我们总结了这五点因素之间的内在关系。图5.1是他们给出的模型，模型描述了我们经历中的这些方面是怎样互相联系的：想法和意象，感受，行为和生理，都在影响彼此，继而和我们生活的环境互相作用。在任何时候，我们的经历都是这种五因素"网络"的组合体。

图5.1 "五因素"的内在联系

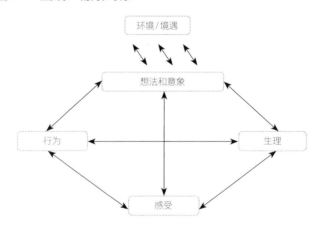

　　这个图表并没有乍一看上去那么复杂，我们可以依次看每一个因素，并且看它们是如何和其他因素联系在一起的。

　　你可能不禁要问，我们为什么需要把这些因素梳理出来？这样做的益处是，模型中的每一个联结都提供了一个改变的机会。事实上，这些因素中每一点的变化都会在几个层面上发生影响。比如，有关认知疗法的研究显示，解决这样的"网络"中的想法与意象，不仅可以影响一个人的思维方式，还可以影响一个人的感受和行为。你对自己的"网络"越熟悉，你就越容易弄清楚使你问题持续存在的是什么，从而一举打破它。

想法（Thoughts）、感受（feelings）和行为（behaviors）

　　如我们在实例中所见，我们这几方面的体验能够互相影响；因此，这种循环一旦建立起来，问题也就持续下去。这一循环中，认知治疗师特别感兴趣的是"想法和感受"的循环。从多年的研究中我们认识到，我们感受的方式影响我们的想法，我们的思维方式也影响我们的感受（见图5.2）。我们怎么想的（mind），会影响我们的心情（mood），而我们的心情，也会影响我们的想法。

图5.2   想法与感受之间的联系

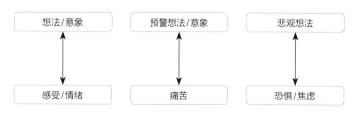

想象一下，你正在你朋友的婚礼现场享受最好的时光。你的内心被乐观的想法充满，你们在交谈中重温着积极的念头和往事，大多是温暖而快乐的。这会使你保持一个良好的精神状态，相应地，你的想法和记忆都将持续为一个积极的状态。

现在，想象一下你在看一部恐怖电影。你很紧张，你的焦虑水平很高。当你听到音效的时候，屏幕并没出现恐怖的图像，但是，你心里会想到那些画面。你心里有一双眼睛，会让你看到谋杀或者鬼魂出现的场景，因为你已经很焦虑了。这些意象会更加加重你的恐惧，你想象到的东西也会变得更可怕。

抑郁有相似的模式。每一个罹患抑郁的人都感到很痛苦，研究显示，一个人越是感到沮丧，他的想法就越消极悲观。反过来，消极的想法会加深痛苦的感觉。这样，抑郁的人会倾向于让沮丧的念头和记忆持续下去。毫无疑问，打破抑郁的模式，有时候是很困难的。

　　我们的想法和感受同样也影响我们的行为（见图5.3）。一个感觉快乐和自信的婚礼嘉宾会十分外向，这样他会拥有更多的社交互动机会，因此，他的快乐会持续，他会享受到愉快的一天。而恐惧社交的人基本上会绕开他所害怕的一切，回避与人接触，这样他的恐惧就不会受到挑战，然而他的焦虑会持续，让他把情况想得更糟。一个抑郁的人在行为上也会表现出更多的退缩。这样做的后果是，在他的世界里，他很少能感受到成功和喜悦，而这会使他的抑郁持续下去，于是他也就更难克服他的社会退缩。

图5.3　想法、感受、行为之间的联结

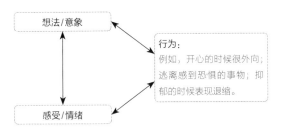

　　除了这些联结之外，我们思维、感受和行为的方式，还进一步受到我们的身体状态（或我们的生理化学水平）和我们的环境（我们生活和工作所处的情境）的影响。

生理和环境

尽管生理因素很难准确地进行描述，但是，我们的生理和环境因素仍然影响我们的想法、感受和行为。

我们的生理

我们的生理状态是很难定义的，但是，它对我们的思维、感受和行为有着强大的影响。我们知道，愤怒、抑郁、压力、渴望、恐惧、兴高采烈、兴奋、恳求、疾病、药物等，这些都会影响生理或身体化学水平的变化。

这些生理状态直接影响我们的感受方式。例如，如果你是抑郁的，你可能会经历疲倦和兴趣丧失，同时，还有感觉沮丧，这是抑郁的典型特征之一；如果你遭遇了一场病毒性疾病，你会感觉整个人的状态很低迷，心情低落，很疲惫；如果你在工作上经历压力，你会具有和压力相关的症状，比如，肌肉紧张，缺乏注意力，心烦意乱；如果你处于饥饿状态，你可能会感觉紧张和不舒适；如果你前一天晚上宿醉，你可能会觉得情绪很脆弱，头脑昏昏沉沉。大多数女性对随着月经而产生的情绪和生理变化会很熟悉。这些都是由生理波动所引起的。

我们身体中有一种很重要的化学物质叫作肾上腺素。它会让我们在焦虑、饥饿、愤怒或兴奋的时候变得难以平静。因为，这种化学元素同样与焦虑、饥饿、愤怒和兴奋相关，它很容易使我们发生混淆。这意味着，我们实际上是饿了或者生气了，我们却以为自己是在焦虑和害怕，或者我们认为我们需要吃点东西的时候，实际上我们是愤怒的，而不是饥饿的。如果你不习惯表达愤怒的感觉，你很容易认为你的激动是由其他事情引起的；如果你习惯于感到害怕，那么可以说你所有的激动情绪都反映了内在的恐惧。

最后关于肾上腺素要说的是：它受咖啡因的刺激，这也就是为什么我们在吃了巧克力或喝了咖啡之后，会觉得兴奋。明智的做法是不要摄入过多的咖啡因，因为这会导致不愉快的情绪激动，如果你容易焦虑或愤怒，高水平的咖啡因只会让事情变得更糟。

食物、酒精、药品和自残，都会引起大脑不同的生化水平的改变，所带来的影响可以让人感到舒适。化学水平的改变可以带来暂时的放松，所以，暴食、药物和酒精滥用、自残，都十分容易成瘾。但是，在长期过程中，它们必然会使情况恶化，所以，比较明智的选择是找到让自己达到舒适状态的替代方法。这并不是件容易的事情，我们将在本书的第二部分解决这一问题。

一些药物能够导致精神亢奋或情绪低落，所以，要向你的医生问清楚，你的药物治疗会带来哪些情绪副作用。某些药物，特别是激素类药物，同样可以影响一个人的感觉和行为方式。因此，如果你有躯体问题，同样记得问问你的医生，它可能带来情绪上的哪些影响。

要记得，当你考虑你的问题时，尽可能将生理因素考虑进去。这样做的优点在于，你可以避免产生不必要的自责，因为有些都是再正常不过的反应。

环境因素

我们经历的第五方面，主要是我们所生活的环境。这包括我们的家庭、社会和工作环境。从20世纪70年代开始，我们就已经很清楚，我们日常的压力会影响我们的健康。简单地讲，我们需要应对的压力越多，我们就越容易在情绪问题上挣扎。

我们既会在家里，也会在工作环境中感到压力，在我们的社交生活中也是一样。压力可以有许多种形式。它可能是由一个单独的压力性事件引起的：搬家、换工作、结束一段关系、疾病或财务危机。它也可能是由一系列同时发生的小事件引起的，比如：身体的小恙，工作上的变动，和亲密伙伴的意见不合。它还可能是由担忧许久的问题引起：贫寒的居住环境，慢性财务困难，一段唠叨、挑剔的亲密关系，令人不满的工作条件，一直没有缓解的躯体问题。

认识你生活中的压力有两点好处。首先，你能认识到，你遇上的困难是真实的，从而就不会仅仅是责备自己挣扎不力。其次，你可以问一问自己，是不是还有可以为之努力之处。有一些压力，我们需要尽可能地接纳和忍受，比如，学着和躯体残疾共处，或者尝试照顾生病的亲人。还有些其他的压力，可以通过具体的步骤来帮助解决：比如向银行寻求财务建议，找医生减轻躯体不适，向咨询师寻求解决关系难题的帮助。

对于有些压力，我们需要认识到，在某种程度上它们是我们自己造成的，我们可以通过改变我们行为的某些方面，来减轻这一压力。关于这方面的经典案例是"工作狂"，他过度工作，让自己疲惫不堪，使自己处于压力中，但他一直这样持续下去，没有停下来的意思。他需要改变他的行为，并且压缩他的工作量。另一个比较常见的例子是，一个处于压力性关系中的人，他太紧张或者太愤怒，以至于无法对他的朋友保持礼貌，因此他们的关系不得不遭受更多挑战。或者，一个人正处于一段有压力且受批评的关系中，并且被这种关系所损耗，因此他采取了"受气包"的姿态，在批评和情感受虐中他把自己变成了一个活靶子。在这些例子中，承受压力的人需要变得更能维护自我，才能打破不断恶化的关系，使终止恶性循环成为可能。

你可能会认为，这说起来容易做起来难。你是对的，在本书的第二部分和第三部分，你将学到更多的相关策略，用来打破更复杂的循环。

为了便于说明这一章节的内容，这里有两个例子，呈现了问题是怎么发展的，以及五大因素如何相互作用。两个案例中，正是不同因素的相互作用，使他们的问题一直处于活跃状态。

苏珊本来就有抑郁倾向。她发现她的工作很有压力（环境），这样的工作压力很快就把她消耗殆尽，因此，她开始感到相当抑郁（感受）。随着她的情绪的变化，她发现她工作时很容易精疲力尽（生理），她开始忽略社交和娱乐活动（行为）。她表现出来的社会退缩意味着，她将不再参与到曾经让她感到愉快的活动中（行为），而她的抑郁也随之加深（感受）。她开始想："到底发生了什么？"（想法）每当她的朋友们鼓励她和他们一起玩，她都会倾向于宅在家里。

约翰有人际关系上的问题。某晚，他和一个朋友约好，在当地健身房的快餐店见面。约定的时间过去了十分钟后，他的朋友还没有出现（环境）。约翰的结论是："他让我的情绪很低落。又有一个人不把我当回事。我不想在这里等下去了！"（想法）。在他这样想的时候，大量肾上腺素在上涌（生理），他用拳头重重地捶在桌子上（行为）。现在，他已经是暴怒的状态（感受），当他的朋友走进来，约翰表现得很无礼，并且不听朋友对迟到的解释。约翰气冲冲地离开了健身房（行为），严重地破坏了这段友谊（环境），但是，由于他感到非常愤怒（感受），他没能做出其他不同的反应。事后，他反思自己的行为，并对他可能给朋友带来的伤害感到很抱歉（想法）——毕竟，他没有太多朋友，而这也使他感到伤心（感受）。

这样的方法可以弄清楚各种因素互起作用的模式，这样做的好处是，模式一旦被理解，就可以被打破。比如，苏珊可以尝试通过降低工作中的压力来改变环境因素，同时多参加一些社交活动，并且/或者她可以尝试以真正积极的方式，而不是以退缩或少做的方式来面对她的工作，她可以分析并挑战她的消极思维模式。同样，约翰可以捕捉、分析、挑战他的愤怒思维模式，并且/或者他可以尝试调整他的行为，这样他就不会在找到解决的办法之前就冒犯他的朋友，听任形势恶化。

章节小结

- 无论在任何时候，我们的经历都反映了如下五个方面的因素：我们的情感方式，我们的思维方式，我们的行为方式，以及我们的生理状态和所处环境对我们的影响。

- 这些因素相互作用，彼此互相影响。例如，我们的思维方式影响我们的情感方式，反之亦然。

- 我们的问题也可以在"网络"这种模式中得到理解，我们可以通过识别和区分"网络"中不同的因素解决我们的问题，可以尝试改变其中的一些方面。

6

理解你问题的背景

第一步，应用你在上一章学到的内容，弄清楚你的困难由哪些因素组成：你的想法是什么，你的感受是什么，你做了什么，给你带来了困扰的外部因素是什么。

刚开始，识别和处理你自己的"五因素"是有困难的，因为，你并不习惯以这样的方式分析自己的行为。然而，在练习之后，这一定会变得更容易，写日记或做记录可以帮助你梳理出问题的不同因素。当你更好地理解带来困难的不同因素时，你也会更好地理解这些因素为什么会继续发展，或者是什么导致了它们冥顽不化。

为了帮你做到这一点，本章末尾部分有一个日记模板。你可以使用这个日记模板来帮你识别相关因素。当你感到特别沮丧或感觉特别好时，请留心记录下来。之后，尝试描述你所在的环境，如果可以，请捕捉你脑海里转瞬即逝的想法或画面。同时还要记录你是如何回应自己的感受的。

当你能够将那些在你头脑中运转的事物分门别类时，你

会发现，找出你的想法、感受、行为和你的环境之间的关系
会更为容易。就像很多事情那样，你练习得越多，它就越
容易。

练习

- 尝试写日记，并坚持一段时间。

- 回过头看看你的日记，是否能找出每天由于痛苦循
  环带来的问题和困扰有多少，或者找出那些无益
  反应。

- 不过，不要只关注无益反应。还要记下那些能让你放
  松或者解决问题的有益反应。

- 最终，当你再面对问题时，你能识别出你的哪些反应
  是有益反应，同时你要尝试减少那些无益反应。

学习分析你的经历本身就有治愈性。当你发现"怪不得
一直是这样"的时候，你就没那么困惑和纠结了。然而，意
识到自己的问题只是第一步，从我们所讨论的难以打破的循环
来看，很显然，想要治愈，就得学习打破那些导致循环的模
式。毫无疑问，这是一个很大的挑战，因为打破熟悉的模式意
味着冒险，还要面对不确定的结局。由于这值得更多探讨，我

们会在第二和第三部分讨论"决定改变"是什么意思。现在，你只需要专注于发展分析你反应的技巧。

本书末尾的附录提供了更多空白的日记活页。

关于写日记和做记录的重要提醒

提到日记或写记录，大多数人可能会摊手。在我们的诊所，我们常常遇到不写记录的来访者，或是有些来访者把一周的时间都花费在了候诊室写自己的经历上。这提醒我们，写日记和做记录不是一件熟悉和容易的任务。写记录需要努力，它会花费时间，并且不见得会很方便。

然而，记录你所经历的事情显然很有帮助。这样做的真正好处是，在不牢靠的记忆变形之前，你就已经把你的感受、想法、行动和处境捕捉了下来。这样，你就会获得关于你的经历较为真实的图景。随时间的推移，这些图景会叠加在一起，你将能够从中发现你的循环模式。一旦我们理解了这些模式，我们就可以找出一直以来难以打破的循环是什么，从而也就可以预测下一步会发生什么；当我们能够做出预测时，我们就能够打破那些对我们没有好处的模式。这会使你处于一种可控性中，但是，首先你必须收集到可靠的信息。

分析下面这个从商界选取的例子。

一个商场经理发现他的部门陷入亏损。他有三个选择：

1. 他可以在他的部门随便做做调整，不去反思他的经验教训，但是，他为解决问题所做出的这点儿改变，其效果是很差的。

2. 他可以将改变建立在对部门工作的反思上，但是，他的一些记忆可能是不准确的，他可能会错失一些关键细节。

3. 他可以在平时就将部门所发生的事情记录下来，研究其数据和模式是如何运行的，将他的决策建立在事实的基础上。

最有效的选择应该是第三项。这位经理通过收集到的信息，可以看到部门里真实发生的情况。他的"论据"是可靠的。

在奉劝各位坚持写日记的同时，我还建议各位效仿这位经理的第三种做法，在做出重要决定之前，先收集相关事实和数据。

日记1

监测你每天的感受，当你感觉特别糟糕和特别好的时候，做下记录，并记录下那一时间发生了什么事情。接着，看一看能否捕捉到在那一时刻你脑子里想了什么和你做了什么，尽可能在痛苦刚一发生，就马上记录下这些——因为随后我们很容易遗忘。

日期/时间	情绪：我的感觉如何	环境：当时发生了什么事情	想法或意象：我的脑子里想了些什么	行为：我做了什么
周一	极糟糕的	电脑故障，好几个小时的工作被弄丢了	这样的事情总是发生在我身上，生活真不公平；我真的很愚蠢，没有及时复制文档	咒骂。咬牙切齿
	相当好	蜷在沙发上看一本有趣的小说	我感到安全而舒适，这本小说让我很有兴致	待在沙发上，感受更多的放松。后来，买了同一位作者的另一本小说

理解*你的*困难和需要

这一部分是为了更好地帮助你理解*你的*困难和*你的*需要。之后你会通过改变你的生活，逐步达到这个目的。同时，你还需要弄清楚两个问题"为什么是我？"和"为什么事情没有改善？"，然后，你可以想一想你需要在生活中做出哪些改变。

"为什么是我？"

尽管克服童年创伤旨在处理当下的困难，但是，对它们源头的认识，可以让我们更好地理解"为什么是我"这一问题。这会使处理当下的困难变得容易。

到此为止，你大体上对心理问题有了更清晰的认识：让一个人在困难面前变得脆弱的是什么，让心理问题持续下去的又是什么。记住，成人阶段的心理问题不一定都来自童年受虐，受虐经历不一定都会引起心理问题。不要做这种假设：因为你曾经被虐待过，你就会罹受困难；也不要认为，你所遭遇的困难都和受虐的个人经历有关。

如果你能把你当前的每一个困难都描述得一清二楚，那

么回答"为什么是我"就比较容易了，然后你再梳理出所有
导致困难产生的要素。下面举一个例子，来帮助你描述和思
考自己的问题。

　　贾尼斯起初把她的问题描述为："我是不幸的，我无法忍
受，但我总是在责备自己！"她反思之后认识到，实际上她的
不幸有两个方面：她难以与人相处；她总有抑郁发作的倾向。
她对她的问题反思得越多，她就越能认识清楚它们，而不是直
接就跳到自责这一步。

　　问题1：我和他人的关系总是难以持久。

　　问题是怎么来的：我的家人之间总是充满敌意，并且都很
难沟通，这使我从未学会如何交流，如何与他人轻松往来。我
不认为我可以信任他人。我的内心充满了紧张和愤怒，因此我
和他人相处时，不总是尊重对方。在我受到虐待之后，我感到
自己肮脏和羞耻，我坚信自己无药可救了，因此，我更不愿接
近任何人，以防他们看到真实的我。

　　问题2：大多数时候，我感到很抑郁。

　　问题是怎么来的：所有批评和伤害都使我感到自己很糟
糕；我相信，我是不值得被爱的，我一点也不重要。因此，
我为自己感到悲哀。受虐的经历一直存在于我的记忆中，这

会让我不断地想起它们，使我感到沮丧。我的童年是不快乐的；我已经习得了抑郁，但是，我并没有学会如何摆脱它，并且我也不相信自己有能力摆脱它。我没有自信。

通过练习，贾尼斯意识到，她的不幸并不是因为她性格软弱，也不是因为她太愚蠢才无法解决自己的问题，相反，她的问题有更合理的解释，而这样的解释给了她改变处境的希望。

练习

- 弄清楚你现在的困难是什么，针对其中的每一项具体困难，你要弄清楚它是怎么来的，方法是回顾早先的经历，尤其是那些你曾特别艰难地挣扎于其中的经历。

- 对自己尽可能像对你的朋友一样热情和善解人意。

- 记住，你只是刚刚着手进行这个疗愈项目，所以，如果目前还没有明显的收效，请不要失望。

- 在目前的阶段，你只需考虑那些你能做的；你可以随时停下，随时回来。

"为什么事情没有改善？"

如果一个问题持续存在，一定有某种原因，即使在最开始我们很难发现它。"为什么事情没有改善"这一问题，将我们带回之前讨论过的无益循环。大体而言，无益循环解释了为什么事情没有进展。

厘清这些循环的好处是，它们可以告诉你需要改变的是什么。例如，一个人无法和他人良好相处，如果能弄清楚，回避社会接触是无益循环中一个主要因素，那么需要改变的内容就很明确了；但是，这很有挑战性，这个人需要重建与社会的连接。

在第二部分，我们将学习如何做出改变，以打破无益的循环模式。在这一阶段，你只需要考虑为什么事情没有改善就可以了。在贾尼斯的案例中，存在以下几方面的原因：

问题1：我和他人的关系总是难以持久。

让这一问题持续下去的是什么：我没有社交技能，因此，我回避社会接触。所以，我永远无法学会如何轻松地和他人相处。我不知道如何控制紧张感，于是，我总会抵触他人，将他们赶走。我不想和任何人接触，以免他们看到真实的我，因此，我一直远离人群，无法拥有友谊。

问题2：大多数时间里，我都感到很抑郁。

让这一问题持续下去的是什么：我真的认为我是不值得被爱的，我是不重要的。因此，我回避和他人相处，这意味着我无法获得陪伴，这使我抑郁。我不知道如何管理记忆，让它们不再成为让我持续痛苦的来源。我对自己没有信心，所以，我和他人从没有任何交集，我也没有可以感到愉快的事情。我从不娱乐，也从不试图做让他人感到开心的事情。

尽管这并没有直接解决贾尼斯的问题，但是，这将她的思维引向了一个可能使她发生改变的领域。

> **练习**
>
> 就像以上贾尼斯的案例一样，你同样可能发现，把那些导致循环持续下去的因素写下来，会对你有帮助。

"我现在需要的是什么？"

现在，你已经在思考如何理解目前的困扰，你可以从中发现你现在需要的是什么。比如，和他人相比，在批评面前你显得更为脆弱，那么你可能需要更多时间学会信任他人，你可能需要学得更加坚定，或者可能需要参与社交生活的勇气。

贾尼斯确认，以下这些就是她需要的：

问题1：我和他人的关系总是难以持久。

我需要什么：去学习社会技能，这样，我就会更好地把握和他人接触的机会；学习控制自己的紧张感，这样就不会把他人从身边赶走；建立自信，这样，我能够形成友谊。

问题2：大多数时间里，我感到很抑郁。

我需要什么：建立自信，把自己往好处想，这样我可以更好地与自己相处，从而可能会交到一些朋友；或者，学习如何管理记忆，从而能够抓住机会获得生活中的愉悦体验，变得更为积极。

练习

- 像贾尼斯在上述案例中所做的那样，记下你的需求。当你需要回顾你的需求时，你的笔记可以作为参考。
- 随着书中自我疗愈步骤的进展，这个需求清单也可能发生变化，记得时常回顾你的记录，这也很重要。

到目前为止，你已经弄清楚了你的问题是什么，并能够理解问题是从哪里来的，以及使它们持续下去的是什么。下一步就是如何解决这个问题："我可以做些什么？"接下来我们就讨论认知行为治疗这一话题。

章节小结

- 理解你问题中的五大元素，这需要你做一些分析，写日记或做记录的方式会非常有用。

- 接着，你可以开始回答问题："为什么是我？""为什么事情没有改善？""我现在需要的是什么？"

7

认知行为技术如何发挥作用？

关于这一点，你可能会想：认知行为疗法（Cognitive behavioral therapy）到底是什么？认知行为疗法，也称为CBT，是一种谈话疗法，目的是通过处理和心理问题相关的想法、记忆、意象和信念，来改善情绪，并改变无益的行为。我们已经看到了，那些糟糕的经历是如何给信念系统带来问题的，认知行为疗法正是解决问题的理想方法。

这一治疗策略最早是由亚伦·T.贝克于20世纪70年代研发的，现在已经成为一种成熟的治疗方法，在情绪、压力缓解和行为问题的改善上都有良好的应用。

你可能很熟悉认知行为疗法的基本工作原理，因为，我们也曾用它来解释你的问题从何而来，以及使问题持续的原因何在（见图7.1）。"认知"这个词语涉及想法、意象和信念，也就是我们心智活动的内容。

如你所知，这一模型将过去和现在联结在了一起，虽然我们不能改变过去，但是，尽管曾经遭遇创伤，我们却可以尝试学着在现在过上令自己满意的生活，认知行为疗法可以帮助我们实现这个目标。本书的最后有一段后记，后记的作者使用认知行为疗法成功克服了人生中的困难。在你开始自己的治愈之旅之前，你可能会发现那是一段鼓舞人心的陈述。

图7.1　理解我们的问题从何而来

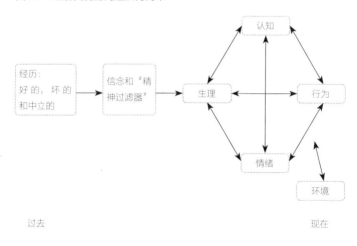

为什么考虑使用认知行为技术呢？

认知行为疗法的一个明显优势是，我们能通过研究，对它的效度进行评估。研究显示，尽管当下的问题里包含了认知、情绪、生理、行为和环境的因素，但是，我们仍可以通过努力解决认知和行为，来使我们从整体上产生可靠的、系统性的改变，这也就是我们所说的认知行为疗法。这意味着，如果一个人对他/她的无益思维模式进行处理，那么他/她的问题行为、情绪和环境，就有可能随之发生改善。

临床实验显示，认知行为疗法为童年受虐幸存者们提供了帮助，许多其他实验也证实，认知行为疗法针对与童年创伤相关很多的问题都有效，比如抑郁、焦虑、进食障碍和关系问题等。虽然早期的实验需要治疗师共同参与，但是，现在的认知行为疗法实验越来越显示出，它是一种十分有效的自助治疗方法。

为了使用认知行为技术，我们需要分析我们的反应，并梳理出五个不同方面的元素。这就是你在上一章中使用日记所做的事情。你在很痛苦的时候第一时间产生的想法和意象，就可以被"复习"了；你可以通过实践来重新评估它们，并且看看它们的准确程度。如果它们是准确的，你可以继续；如果不准确，你可以修正它们，在这一过程中，你的痛苦很有可能会跟着减轻。概念很简单，但做起来并不容易，不过，有一系列的技术可以帮你做到。在第13章《获得平衡的视角》中我们会学习更详细的内容。

在实践中获得一个重估的概念，可以想象一个女人面对一只狗的第一反应是："我处于危险中！"她感到恐慌是可以理解的。接下来的一瞬间，她回顾了这一想法并得出结论：

　　我真的很不喜欢这个动物的样子。我想它可能会咬我。我需要立即掉头走开。

　　在这个条件下，如果她的第一反应是正确的，那么她的恐惧感就是合理的，这会促使这个女人找到一个安全的地方。

　　她可以从另一个角度回顾她的第一反应并加以总结：

　　因为我曾被狗咬过，所以我反应过度了，我还是十分敏感的。事实上，并没有迹象显示，这是一只危险的动物——我可以平静地走过去。

　　在这个条件下，她初始的想法就并不正确了，之前对狗的恐惧影响了她。但这一次，恐惧是不必要的，这个女人会使自己平静下来，不再害怕，然后继续走她的路。

　　通过学习一些简单的认知策略，你能可靠地判断出什么是正确的下意识反应，和什么是不那么正确的下意识反应。接着，你可以用行为策略来检验你的认知。在第二个例子中，女人通过从那只狗身边走过去的方式，验证了她的新认知：并不危险。这就是我们所说的"行为检验"。

　　认知与行为的结合看似简单，但实际上很有效：你不仅可以获得准确的认知，你还可以将自己的行动建立在这一认知上。

尽管认知行为疗法背后的理念听起来很简单，但是，使用认知行为技术是很有挑战性的。毫无疑问，充分用认知行为疗法，既需要应用、技术的发展，也需要一定的风险意识。

也许你已经为改变做好了准备，并愿意承担风险；也许还没有做好准备：只有你自己可以做决定。如果你并不确定自己是否做好了准备，请通读本书的第二部分和第三部分，问问自己现在是否适合按这个计划来。即使你确定现在还不到时候，你仍然可以从探究你的问题中获益良多，一旦你觉得准备好了，你就可以着手进行下一步。

章节小结

- 认知行为技术可以帮助你管理自己的问题，给你一个范式，来捕捉和评估与你的问题相关的想法和意象（"认知"）。

- 当你对你的认知进行重估之后，你可以通过"行为"来检验你的结论。你可以将认知付诸行为。

- 你可以通过关注与你问题相关的认知和行为，来预测你会遇到什么。

第二部分：准备改变

Preparing for Change

第二部分是本书的中间部分，将分步骤帮你做好改变的准备。我们建议你在尝试做练习之前，先通读这一部分，这样你可以先熟悉这些方法，然后你就可以按照自己的节奏来练习了。当你读完了第二部分后，是否进入本书的最后一部分，什么时候进入，都由你来决定。无论你的决定如何，你所完成的工作和所学习到的技术对你都是有用的。

尽管创伤幸存者面临的困难各有不同，但是，他们的许多核心问题和基本需求是相似的。因此，在这一部分，有一些对改变做准备的通用指导。着手这一工作，你需要先反思，哪些东西会阻碍改变，特别是要思考：关于康复本身，你有哪些顾虑和担忧。接着，你需要考虑，你想从康复中获得什么，也就是说，你的目标是什么。

为了帮助你进行改变，这一部分将向你介绍一系列实践性的应对策略，包括一些管理问题记忆的技术。良好的自我意象会对康复非常有利，在接下来的章节，你也会学到如何改善自我意象，学会更好地关心自己。在这一部分的最后，我们将开始真正的"认知"：为发展出面对生活的平衡视角而建立必要的技能。

8

阻碍康复的因素

从本质上来讲，有一些阻碍来自我们的内部，比如恐惧和怀疑，有一些则来自外部，比如生活压力和关系问题。重要的是，你要考虑到你对个人改变是否担忧，并好好地审视一下自己当前的处境。如果你有许多生活压力，你就要考虑放慢康复的进度，不要对自己期待过高。问一问你自己："现在，无论在工作上还是在家里，必要的支持和所需要的情感弹性，我是不是都有了？"如果回答是"没有"，或者你并不确定，请等到你感到更踏实了，再继续第三部分的康复进展。

改变带来的压力

十分奇妙的是，还有一些常见的阻碍来自进展本身。所有的改变都是有压力的，即使是最积极的改变也可能产生压力，这会使你后退。这就是为什么，进展很少看起来是平顺的，而是在一连串"起起落落"中进行的。你确实需要为这些压力做好准备，这些压力不只影响你，还可能影响你的家庭和朋友。你的进展，可能会带来进步，但是，伴随着情绪和行为的变化，也可能会在友谊和婚姻中带来紧张。

如果你是一位家长，请把你的进展对你孩子们的影响考虑进去。通常而言，你和孩子的关系会得到改善，但是，当你处理与个人痛苦相关的事件时，你很可能变得忽视或过度保护孩子们。孩子对此会感到难以理解。简单地讲，你要让家庭生活保持常态，仅仅负担那些你希望发生改变的地方。

在最糟糕的案例情境中，改变会制造紧张，这会使你处于危险中，你必须相当小心地对待它。一个典型的例子是，你越发与一个对你施虐的伴侣或家庭成员进行对峙，或者越发坚持你自己受到了虐待，那么其结果是，你会和那个施虐者势不两立。如果这件事发生在你身上，最好的可能是，它会改善糟糕的关系；最坏的可能是，它会过早地结束一段重要的关系，甚至会让你面临身体伤害的风险。

情绪波动

许多人发现，康复工作会引发强烈的情绪反应。这常常与回顾创伤性经历有关。对于那些花了毕生精力和"感受"分离，或者回避"感受"的人，心理疗愈工作会引发极大的情绪波动。

康复有时伴随着令人震惊的真相揭露，比如"他根本没有在意过我"或者"我过去真的以为我可以信任她，但是，现在我不能再信任她了"。因此做好准备，因为你可能会经历强烈的情绪反应，要认识到在你可以继续前进之前，可能会经历一段"悲伤"时期。

随着时间推移，你对世界和对自己的看法会发生变化，这可能会让你震惊或者痛苦。看一看下面两个受虐幸存者：

爱丽丝在年逾不惑时成功挑战了原有的信念："男人是不可信的。"她在成人阶段熬过了回避社交和拒绝亲密关系的岁月，最后，她开始约会并有了自己的爱人，她所期待的亲密关系最终成为可能。但是，现在她不得不面对错过生育年龄的事实。

理查德成年之后仍和他的父母同住，他一直认为他的父亲是个好人，父亲虐待自己只是为了惩戒他的儿子。在他的康复过程中，理查德认识到他父亲的行为是古怪、残忍、没有必要的。尽管这帮助理查德认识到自己曾经受虐，并且他的抑郁也与此相关，但是，当他不得不将父亲认定为"虐待者"时，他还是很震惊，他发现自己无法再继续和父母住在一个屋檐下了。

练习

这并不是一个速成式练习，你需要花点时间进行深入思考。

- 反思你的生活处境，当你采取措施为自己创造不同的生活方式时，你需要诚实地面对你和周围的人的压力。
- 这样做的目的不是使你放弃改变，而是帮助你做好准备，这样你就能最大限度地减少压力，也使这种压力对自己和他人的伤害最小化。

麻痹情感

如果你发现你用使自己保持忙碌的方式回避"情感"，转移自己的注意力，或者使用食物或药物来麻痹情感，那么当我们提到"情感"时，你可能会很痛苦。如果真的是这样，请不要过早地放弃，也请不要用有害的方式来应对痛苦，比如自伤，暴饮暴食，以及滥用酒精或药品。要知道，越来越触及自己的真实情感是你疗愈进展的一部分。放轻松，使自己平静下来，发展一些安全的、舒缓的应对技能，来面对痛苦。第10

章将帮你建立更全面的应对技能。

诸如过度劳作、物质滥用、过度进食或自伤等行为，都有可能引起"情感麻痹"。当一个人很平静，并且/或者精神空间不再被占据得满满当当时，情感的痛苦就会浮出水面，你应该预料到这一点。有的人发现，*逐渐地*允许更多的情感浮现，会更容易"戒断"那些潜在的有害行为。如果你倾向于使用那些消极有害的应对策略，从长期来看对你没有好处，请阅读第10章《培养应对技能》，让自己多获得一些选择。

练习

- 你有哪些麻痹情感的方法？

- 你是怎样做的？

- 你试图用这些方法所要回避的感受（或想法）是什么？

对改变的担忧

即使认为，改变是为了变得更好，担忧发生变化也是很正常的。一些人确实很期待这一部分的任务，因为这是一个努力解决问题和克服困难的机会，但是，有一些人可能会感到紧张或不安。还有一些人的感受则十分混杂。

> **练习**
>
> 尝试厘清你的担忧，将它们写下来，例如：
>
>
> 我对康复的顾虑和担忧：
> - 我担忧我将不能控制我的感情。
> - 我担忧我还没有准备好，就要解决问题。
> - 如果我改变了，我现有的人际关系就要遭受挑战。

　　在克服困难的整个过程里，厘清你的担忧是第一步。一旦你明确知道了你在顾虑什么，你就可以考虑如何解决。如果有条件，请和你信任的人谈谈你的顾虑——一位友人或许可以提供帮助。同时，记录下你对顾虑的看法，它们可能正是解决方案。

> **练习**
>
> 重温你在之前练习中所列出的清单，尝试给出解决方案，例如：
>
>
> 克服我的顾虑和担忧：
> - 我要控制自己的节奏，避免被太强烈的情绪淹没，我

要学习安抚自己、让自己平静下来的方法。

- 当我准备好了，我再继续前进，这又不是一场竞赛。

- 我的关系可能改变，但是这可能会让我更好。我会和配偶把事情说清楚，这样我们的关系也能得到改善。

改变的得失

决定是时候面对过去了，这需要巨大的勇气。这一刻，也是从过去的创伤中康复过来的关键时刻。尽管会有许多收获，但是，康复的过程可能很艰辛，同时你会感觉离开"熟悉的自己"会有一些损失。

只有在这种改变看起来确实值得冒险一试的时候，我们才会在生活中做出改变的重要决定：因为我们预期的收获要大于可预期的损失。有时候，从外部看，情况可能使人感到困惑："为什么当他如此恶劣地对待她的时候，她没有选择离开？"或者："为什么他不戒酒？所有人都看得出那会要他的命，而且在伤害他的家庭。"答案可能存在于他们对改变带来的损失的权衡之中。可能是，这个女人担心会为此失去她为之奋斗而创造的家，她担心孩子会失去父亲，她担心会失去对这段关系的希望，可能由于丈夫的威胁，她对所预期的生活怀有更大的恐惧。可能是，这个男人不愿失去"感觉自己是个男人"的机会，他不愿失去逃离过去痛苦记忆的方式，他不愿失去他所发现的、唯一可以让他在人群中感到放松而不是羞愧的方式。

一些从改变中获得和损失的例子：

我所得到的	我所损失的
控制愤怒的能力	我虚假的过去，以及虚假带给我的舒适感
自我尊重和自我接纳	可以让我躲在后面的防御壁垒
更加信任他人	和他人之间的疏远，以此来帮助我获得安全感
掌控我的生活	做个总是取悦他人的人，以回避冲突

练习

在这一练习中，你可以花时间复习康复过程中的得和失。这将帮你认识到，为什么康复过程是如此艰巨，然后，你就可以对疗愈有一个现实的预期。

列出你的得和失清单。当你权衡了积极和消极的方面之后，你会更清楚你选择康复的理由，也会更清楚地意识到障碍在哪里。

复习你的清单，想想是哪些原因使你能够承受损失和愿意改变：

- 你的朋友们是否帮助你度过了最痛苦的阶段？
- 如果你戒掉某种成瘾行为或者离开一段受虐关系，是否因为有某些人在支持你？
- 你能面对不取悦他人的后果吗？
- 你的孩子、伴侣或者其他亲密的人能受得了你的改变计划吗？

再次需要说明，这一练习的目的不是让你放弃改变，而是帮你预测现实中的挑战，这样你才能计划成功。

章节小结

- 康复中包括了重大改变，你需要对此做好准备。
- 改变本身是有压力的，你需要考虑清楚，你是否为此做好了准备，你能走多远，以及那些你在意的人是否能支持你的改变计划。
- 尽管康复通常是一个让人得以解脱和获得力量的过程，但是，它也可以激起深埋已久的情绪，会揭露出一些让人震惊的东西，你需要给自己时间适应。

9

决定你想要什么

　　这一章是简短的，但是这一章的主题使它值得一读，因为弄清楚你想要什么是件很重要的事情。决定你想要什么，就是界定你的目标在哪里，明确你想去的是哪儿，以及你希望收获什么。这需要很具体：不现实的或者笼统的目标会让你收效甚微。

制定现实的目标

　　要记住，目标一定要现实，这样才值得在上面花费时间，也才有可能让看到希望。尽量避免制定那些没有希望实现的目标，比如，不切实际的减肥，不可能完成的工作，不现实的浪漫关系。我们所有人都想要这样的东西，但是，这些都是无法达成的目标。如果你能够制定现实的目标，那么你不会失望，相反，你会为取得的成绩而高兴。

　　比如，一些创伤幸存者想要：

- 对过去的事情不再有负罪感。

- 能够和他人之间建立信任关系。

- 减少对性的恐惧。

- 对肌肤接触感到舒适。

- 学会管理愤怒。

- 能够对他人说出发生了什么。

坦率地说，即使这本书对你有帮助，但是，你还需要应对那些个人或实际问题。比如经济问题、体重问题、艰难的婚姻、对孩子们的担忧、工作中的挫折等，可能依然存在。如果你不确定应该怎样制定目标，也可以和你信任的人聊一聊。

练习

花一些时间来考虑，你想要什么，并审视你的想法，看看哪些目标是现实的，哪些需要调整才变得现实。足够诚实地面对那些你可能还会遇到的问题。

制定具体的目标

在描述你的目标时，请尽可能具体，这样你会清楚，你是在为了什么目标而努力，什么时候能实现它，当你偏离目标时，你会知道自己需要重新调整回来。这意味着你需要问你自己："我怎样知道我已经实现了我的目标？"这样你会有具体的评估进展的方式。随着时间的推移，你就可以回顾你的清单，看看你已经朝着实现目标前进了多少。

比如，如果一个人的目标是"减肥"，那么进展中的标记很容易做。这个人只要简单使用磅或公斤数来衡量是否减少就行了。如果目标是"改善我的关系"，标记就不是那么清晰了。这个人将如何观察、评估他的进展呢？在一些关系中，标记可以是争吵的次数，争吵的减少意味着进步。在另外一些关系中，可观察的标记是一起度过的时长，或者在一起互相交流的时长。

类似"自我感受更好"的目标则更难评估。在这种情况下，一个人不得不问这样一个问题："我能看到什么／别人能看到什么，能表明我对自己感觉更好？"怎样回答这个问题，仁者见仁、智者见智，但比较有用的标记可以是"我花费在社交上的时间""我感觉没有那么抑郁的天数""我赞扬自己的次数""我接受新挑战的次数（无论多小的挑战）"。这里的每一条标准都很具体，因此，通过这些记录来评估进展是可行的。

> **练习**
>
> - 明确你对康复的期望是什么：当你完成了这些工作，你希望事情会是怎样的？每个人都希望事情能变得"更好"，但你具体想改变的是什么？
> - 如果你意识到："我已经做到了。我已经从过去的经历中治愈了，我可以掌控自己的生活。我没问题了。"你是通过哪些方式知道自己已经治愈的呢？你发生了哪些改变？你会做哪些与以前不同的事情？
> - 制作一张你自己的图表，帮助你明确自己的改变目标，以及在它上面做标记来识别改变。

制定可管理的目标

一些目标可能很快就能达成，另一些则可能得花费较长时间，而且实际上只能在一系列的计划中，分阶段实现。例如：

- 一个害羞的男人可以从"报名参加夜校"这样的目标开始。这件事情他可以简单地用一步就能完成，也可以将它分成一系列步骤，比如他首先查看并熟悉上课的大楼，接着报名参加一个介绍性或短期的课程，随后再处理一整个学期繁忙的课务，从而逐步建立他的自信。

- 一个女人和她的上司关系糟糕，但她发现很难维护自己，她需要鼓起全部勇气才能直面她的上司，或者她需要在较少的威胁因素下才能获得坚定的自信；于是，她需要练习那些她要讲给上司的话。所以，她需要逐渐培养自信和维护自我的技能。

因此，一旦当你明确了你的目标，将它们具体化，你就要问问自己，这一目标是可以一步就完成，还是说需要分好几步来完成。例如，一个男人制定了一个"减肥20磅"的具体目标，但他不是一蹴而就，他需要通过一点一点地减肥而逐步实现这一目标。一个有社交焦虑的女人可能制定"走出去交到更多的朋友"的目标，她可以将这一目标具体化为"和我工作上的朋友去参加一个仲夏聚会"。但是，她需要通过建立社交自信，逐渐实现这一目标。她的计划可以是：

- 会见我最好的朋友萨丽，地点在电影院。（这样我就没有那么大的压力要和别人交谈！）
- 和萨丽一起吃晚饭，随便聊聊。
- 会见工作上的朋友，一起去看电影。
- 会见工作上的朋友，一起吃晚餐。
- 和萨丽及工作上的朋友一起外出晚餐。
- 邀请萨丽和两个工作上的朋友到家里吃晚餐。
- 组织一个小型聚会，邀请工作上的朋友。（一切按计划进行，都在我的掌控之中！）
- 和工作上的朋友去参加仲夏聚会。

这个例子中的女性一次只走一步。当她迈出第一步后，感到舒适了，她再继续下一步，如此类推。重复数次进行某一步是没有关系的，因为她的目标是建立社交自信，重复某些步骤会帮她做到这一点。无论什么时候，如果她怀疑自己是否可以进入下一步，她都可以将任务分解成较小的两步，这样就踏实些。

规划你的进展，黄金规则是：*不要负担太多——如果你怀*

疑自己解决问题的能力,就将它分解成更小的步骤。最终你仍
会到达目的地,这一目标的达成,建立在一系列目标的取得之
上,不必去冒后退的风险。

练习

- 列出你的目标——记住,这个列表你随时可以修改——对
那些你怀疑在计划阶段无法达成的目标,将其标记出来。

- 然后回到这个列表,看自己是否能制定出(为了完成
目标)而需要遵循的步骤。

章节小结

- 在规划你的目标时,有三点需要记住:制订现实的、
具体的、可管理的目标。

- 如果你的目标是可实现的,但是有点急于求成,那么
不要放弃,请将它们分解成可管理的步骤。

10

培养应对技能

即使有支持和鼓励，处理早期的创伤性经历也常常是痛苦的事情。应对这一问题的方法之一是，学会照顾自己，培养良好的应对技能。

当你感到有压力或沮丧时，你其实总会有自己的应付策略。一些应付策略往往在短期内是有用的，但不是健康的长期解决方案，而那些真正有用的长效方法，通常是需要付出更多努力的应对策略。例如，有些解决方案在短期内看似奏效，但久而久之，可能让你感觉很糟糕：

- 买醉。
- 将你的不好的感受施加给本不应该承受的人。
- 以某种方式伤害自己。

有些行为则让你长此以往也感觉良好：

- 和朋友多交流。

- 散步。

- 冲一个放松的热水澡。

- 读一本书。

- 听一些舒缓的音乐。

为了帮助你想透自己为何日复一日地感到痛苦，以及思考你应该如何应对，我们为你提供了一张记录表（第113页）。这张记录表将使你一目了然：你在什么时候感到烦恼，你尝试使用的应对策略是什么。随后，你可以回头看看你的应对策略，并从中找出哪些对你来说最有用。

记录表让你有机会记录清楚，当你感到有压力或不安时，发生了什么，以及你的痛苦等级。然后记录下你对痛苦的反应，最后重新评估你的痛苦等级。通过这种方式，你可以评估出你的应对策略对你痛苦等级的影响如何。在附录中有更多这样的表格。

记录表：我是怎样应对痛苦的

监测你每天的痛苦程度变化，把你感觉"特别痛苦"的时刻记录下来。给你的痛苦打一个分数，作为你判断痛苦程度变化的依据。打分的时候请使用下面的痛苦等级分值表。是什么事情导致了你的痛苦？请记下来。你面对痛苦是怎样应对的？也请记下来。然后，请给你感受到的痛苦程度再打一次分，这样就能知道，你应对痛苦的方式效果如何。

1	2	3	4	5	6	7	8	9	10
不痛苦，平静				中度痛苦					极具痛苦

所有打分超过6的情况都要被记录下来。尽可能在离痛苦发生最近的时间记录下细节——过后很容易遗忘！

日期/时间	给痛苦打分	当时发生了什么事情	对痛苦我做出了什么反应	重新给痛苦打分
周一 中午	8	等待我的处方药。药剂师的速度太慢了！	我没有拿药，就跑出了药店。	7
周二 3:30	7	看着我的表姐和她的孩子们。想到我再也不会拥有这样的家庭了。	我和她聊了一会儿，她告诉我她也有一些苦恼。她非常友好、善解人意。	4

> **练习**
>
> 使用记录表来分析目前你是以何种应对方式照顾自己的。
>
> 列出你在感到痛苦时，为自己做的事情，例如：
>
> - 预支我还没有赚到的钱。
>
> - 尝试用一本书或一部电影转移我的注意力。
>
> - 对那些我在意的人发泄情绪，并感到惭愧。
>
> - 把注意力转向食物或酒精。
>
> 接下来，在你的这个清单上做标记，在那些在长程过程中让你感觉更糟的行为后面画×，并在作为长程应对策略更为有帮助性的项目上做标记。

通过做记录和分析你的反应，你就会知道哪种方式最适合你，最后你就能够列出一个有用的应对策略清单。其中的一些策略是适用于大多数情况的，有一些则只在某些特定情况下有用。尽可能快地列出你的清单，在你对自己的压力有更多的了解之后，注意随时添加对你有效的应对方式。你拥有的策略越多，你武装自己去应对压力的能力就越好。

此时，不要期待马上试图放弃你的"短程"应对策略。整个的计划是增加你的"长程"应对策略，这样在处于压力状态下的时候，你就会有多种方式来照顾自己，而不是一味使用"短程"策略。

为了帮助你增加应对技能，下一节将为你介绍一些基本的压力管理技巧。

基本压力管理技巧

焦虑、紧张和压力通常会触发痛苦，这一节将介绍一些基本的压力管理技巧：放松式呼吸和简易的躯体放松练习。你可能会发现，这种方式会帮助你处理压力，并且不会让你在以后感觉更糟。有许多放松练习，既有冗长的深度放松过程，也有只需要一两分钟就能完成的简短放松技巧；在这里，你将学到一些简短的练习。

呼吸练习

当我们处于压力之下时，我们普遍会呼吸急促，但是，呼吸过快，或者换气过度（hyper ventilating），会引起躯体不适，这也会增强压迫感并形成一个无益的循环。你可以通过慢下来或者控制呼吸的方式阻止压迫感恶化，你会发现在这一过程中能够得到放松。

"受控下"的呼吸是柔和的，不会是气喘吁吁的。这种呼吸需要使用鼻子让肺部充盈起来。请避免只用胸部呼吸，或者张开嘴巴呼吸。通常，躺着练习这种呼吸方式比坐着练习更容易。当你能感觉到浅呼吸和深呼吸的不同的时候，你可以尝试练习坐着呼吸、站着呼吸和运动时呼吸。

- 把一只手放在胸部，一只手放在腹部。
- 在你用鼻子呼吸的时候，允许自己的腹部鼓起来。这意味着你充分使用了肺部。试着把你上胸部的动作保持在最低限度，保持动作的轻柔。
- 重复这一过程，试着保持一定的节律。你的目标是一分钟呼吸8到12次：吸进和呼出算作一次呼吸。

一开始，你感觉你无法获得充足的空气，但是，随着练习，你会发现这种更为缓慢的呼吸速度是很舒服的。很重要的一点是，只要你有机会，就练习这种呼吸方式，因为在你尝试建立一种新习惯的时候，只有重复练习才会养成。

练习

- 尝试每天都进行几次这种呼吸练习。

- 如果你需要一个有规律的提醒，在容易注意到的地方做一个醒目的标记，例如在你的手表上。比如，你可以使用少量鲜艳的指甲油，每次看到标记，就检查你的呼吸方式，使它处于你的控制中。

- 不要担心你是不是得一直这样呼吸；其实如果你每天做几次，你就能掌握这种技能。

- 当你掌握了这种技能之后，你将发现无论你什么时候感到紧张，你都能自动地控制呼吸，而这会消除你的紧张。

简单的放松程序

这是一个短小而简易的练习方式，可以帮助你放松。如果在这一程序中，你使用一个安抚性、宁静的意象或声音，你会更有效地放松下来。这个意象或声音可以是：

- 一种可以让你放松的声音或一个单词，比如，单词

"平静"或大海的声音。

- 一个宁静的客体，可能是一幅画或者一个你特别喜欢的装饰品。

- 一种你感觉宁静的场景，比如安静的乡村或者一片沙滩。

你可以尝试一两个不同的单词或意象，这样你能够发现哪个对你是好用的。重要的是发现一些适合你的东西，无论是滑雪，在沙滩上消磨时光，还是开快车，漫步艺术长廊，或是打扫房间。

做以下练习：

- 选择一个舒适的方式坐下，闭上眼睛。想象你的身体变重，并且更加放松。

- 通过你的鼻子呼吸，觉察你的气息。在你呼出的时候，心中默念让你感到安抚、宁静的声音或意象，轻松、自然地呼吸。

- 不要担心你是不是擅长这一练习，只要单纯地放下你的紧张，以你自己的节奏放松就行。你可能会被其他念头干扰。不要为此担心，不要和它们纠缠，简单地回到你心中的意象或者你呼吸的节奏上。

- 将这一练习持续10到20分钟。当你完成的时候，坐好静静地闭一会儿眼睛，然后坐着张开眼睛。不要站起来或者太快地移动，这样可能会使你感到眩晕。

随着不断练习，你将能够通过放松的方式回应躯体的紧张或者思维的焦虑，而且基本上都能做到自动性地放松。但是，为了提高和巩固这一放松的技能水平，你需要每天练习2次或3次。

练习

- 如果可以，你每天使用这个简单的放松练习，2次或3次。

- 确保你练习的最好方法之一，就是提前规划好，制订一个计划，每天用十分钟左右的时间来练习，在你的日程表上写下这些时间，这样你会形成规律性的约定。

- 如果你感到入睡或者放松有困难，或者你晚上会醒来，可以躺在床上使用这一练习。

游离在自己之外（spacing out）

早年受虐经历的一个后果是，许多受过创伤的人学会了通过绕开问题或"游离在自己之外"的方式处理情绪和躯体痛苦。这会使一个人的感觉变得不真实，或者说，好像她或他是没有情感的。当我们没有其他应对策略的时候，这是处理童年的极度痛苦经历的一种有效方式，作为一个成年人，和童年的经历拉开距离，可以使你避免触碰痛苦的记忆和感受。

当对话或社交中产生某些话题时，有些人发现自己会绕开或者退缩。他们的注意力会无法集中，然后他们会意识到，其实他们失去了处理某些重要事件的机会。

练习

如果你总是使用"游离在自己之外"的方式来应对某些问题，请试着更有意识地觉察这一点，如果你能够"捕捉"到自己的"游离"，你最终会变得具有自控力。

事实上，你可以使用你"游离在自己之外"的能力来使你更容易地面对问题。当你感觉你自己在绕开问题的时候，请尝试把注意力集中在问题事件上一小会儿，然后在你有必要的时

候，再把注意力移开。一旦当你可以重新注意这个问题，请轻轻地将自己带回这个主题。如果有必要的话，你可以选择在情感上再次绕开。在反复练习下，当你再面对让你感到恐惧的事件的时候，你会觉得容易一些。

塑造社会关系

要知道，我们任何一个人所拥有的最重要的资源是社会支持。当我们感觉处于压力之下时，那些我们可以吐露心声的朋友，会给我们提供最好的应对方式。正如我们讨论的，受虐幸存者每每会发现建立或保持一段友谊是十分具有挑战性的，他们感到信任他人很困难。由于塑造关系是如此之难的事情，第16章至第19章将针对与朋友、家人和爱人交流的问题为你提供专门的帮助。如果这对你有益，请在你继续往下进行之前，先跳到这些章节，直接阅读。

章节小结

- 你一定已经具备了一些处理问题的应对技巧。监控它们的使用情况，选择出哪些是在长程周期中有帮助性的，哪些是在短程周期中有帮助性的，而哪些对你是有害的。

- 为扩展你的应对能力而做出规划，这样你对无帮助性的策略的依赖就会越来越少。

- 认识到社会支持的重要性，如果有必要，制订改善你的社交网络的计划。

11

管理问题记忆

正如我们在本书第一部分看到的，有两种类型的问题记忆：闪回式记忆和侵入式记忆。在你处理你的痛苦时，这两种记忆都可能变得更强烈。这并不是异常的情况，事实上还暗示着进展：经过你的处理，这些记忆会不再从情感上与你紧密相连，最终不再让你感到痛苦。

如果你有闪回记忆的问题，记住使用你的应对策略。你可能也会发现，和一些你信任的人分享你的这种经历是有帮助的，因为他们会给你提出如何应对的建议。如果可以的话，告诉一些和你亲近的人，他们可能是怎样看待你有闪回问题的，把你认为能够打断你记忆的一个单词或者一种姿势告诉他们。

有三种方式来管理闪回式记忆：

1 计划好的回避。
2 通过"接地"（grounding）的方式转移注意力。

3 彻底地回顾闪回：直接面对其中包含的恐惧。

这些策略同样可以帮助你管理噩梦和侵入记忆。

1 计划好的回避方式

如果问题记忆以间歇性的方式发生，尝试弄清楚，是什么情境或人触发了它们，并考虑回避眼前的那些情境或人。这样做的目的是，让你暂时缓一缓；之后，当你感觉有信心来应对这些记忆时，你再选择面对这些情境或人。

2 接地技巧（Grounding techniques）

这一方法建立在转移注意力的基础上，它会将你的注意力导向其他地方，从而"关闭"你的痛苦记忆。我们已经很清楚地认识到，尽管我们可以将注意力转移到不同的东西上，但是，我们一次只能真正地去关注一种东西。如果某件东西是中立的，或者更为令人愉快的，那么我们无法同时将我们的注意力放在不愉快的记忆上。

可能会帮到你的策略是：

重新集中你的注意力

这需要你非常努力地将精力集中在你所在环境的某个东西上：例如，窗帘的阴影或者材质，座椅扶手的感觉，书架上一本书的标题，你随身带着的书中的一个段落。为了成功地分散注意力，你需要十分努力地重新集中注意力：不要只满足于"椅子是绿色的"，要看得更仔细一些。它是很有质感的吗？它是纤维的还是塑料的？绿色的阴影是什么样的？你将如何描述它的形状？以一种在犯罪现场进行侦查的方式注意它。

> 练习
>
> 现在就试着这样做。把注意力集中在你身边的东西上，看一看这对你来说有多简单或者多难。即使在你没有和问题记忆相斗争的时候，也练习这样做，这样你就能熟练地做到重新集中注意力。

使用"接地"对象

这一观点来自80年代中期的一个团体治疗成员。她发现了一个适合自己的"接地"对象，因为非常有效，她就将此告诉了小组的其他人。小组的其他成员于是也选择了类似的"接地"对象，他们发现在危机情况中这是十分有用的。

那么"接地"对象是什么呢？它是一个舒适的、可触摸的物品，必要的时候可以转移你的注意力。为了完成这一具有挑战性的任务，这一物品必须满足一个主要标准：对你来说，它一定是携带了积极意义的事物。比如，我们诊室的来访者，带来了可爱的毛绒玩具，木质的或是石膏质的鸡蛋，漂亮的围巾，精致的钥匙链，优雅的名片盒等等。你最好选择那种便携的东西，你可以随身携带，并且能够握紧的东西，当你处于痛苦记忆中时，它能把你带回当下。当你握住你的"接地"对象的时候，你需要使用"重新集中注意力"的技巧，以确保这一物体能够成功转移你原有的注意力。我们还需要记住，气味是十分有唤起性的，所以芳香物体，比如，薰衣草袋或者芳香木块，可以很好地起到转移注意力的作用。

> **练习**
>
> 在学习下一个"接地"技巧之前，请考虑一下哪些东西可以作为你的"接地"对象。列出它们。

发展一个"接地"意象

这是一幅可视的画面，它可以使你得到安抚，并使你的心灵从闪回或噩梦中转移出来：它是你心里的一个安全地带，无论你何时需要宁静下来，你都可以到那儿去。花一些时间，想想那些可以让你得到安抚的、对你来说安全的地方，有何特征。你希望它是一个公共场所吗？比如一个繁忙的滑雪道或者公园。或者你希望它是私人性的吗？比如奢华的家或者隐蔽的花园。然后，让它变得生动起来：如果你选择了一个花园，请了解它的布局，这样你可以信步其中，闻着某种花香，听泉水在另一边流淌。如果你享受太阳照在肩膀上的感觉，那么想象它是一个温暖的日子。你可以想象你在进行一项业余爱好：试着沉浸在你的绘画中，或者弹钢琴中，或者喂马中。如果你选择的意象是一个奢华的家，想象从一个房间走到另外一个房间，把房间填满自己喜欢的东西。或者，你可以选择在想象中进行一次按摩或者美妙的治疗——如果这可以安抚你的话。需要再次提到的是，请你系统地计划这一体验过程。

　　所有为这些计划做的努力都是值得的，因为你会发现，如果你对你的体验"路线"很熟悉，那么你的意象就会变得更加吸引人。通过在现实中或在头脑中搜集画面之后，尝试把你的"安全地带"绘制得更为生动，比如每当你看到广告画面的时候，都试图把细节加到你的意象里，诸如此类。最重要的一件事是，你渴望去这个地方。

　　和所有"接地"技术一样，你必须好好演练这些意象。直到你的意象足够生动，并且在你出现闪回的时候足够让你安全撤离，在良好的规划下，你将有足够令你愉快的意象可以选择，而不是那些每天要出现在脑海中多次的日常杂物。当你感到放松的时候，你越多地演练你的积极意象，那么当情绪危机到来时，你就越能容易地切换到这一意象上。

最后，你的意象还有一个有用之处，可以称之为"桥梁"意象。有时，你可能会出现闪回现象，这时你需要一个链接将你带到你的"安全地带"。有许多你可以使用的意象，能帮助你建立这一链接：比如，你可以想象自己从创伤场景飘移到你的"安全地带"，或者你可以想象，一个你信任的朋友把你从一个地方带到了另一个地方；你可以想象，一堵墙粉碎了，你从里面走出来，走到一个宁静的场景。

练习

- 尽快建立你的"接地"意象。这是转移注意力的有效方式。

- 尝试用勾勒描绘的方法使你的意象更加生动，你可以搜集杂志广告等资源中的意象：你的意象越生动，你的注意力转移将越有效。

- 和其他的技能一样，多加练习会使你更好地掌握这一技能，这意味着在你真正遇到问题的时候，你就有能力使用这一应对策略了。

发展一个"接地"短语

一个"接地"短语里只有几个字（或者几个音节），这几个字听起来是肯定性的，提醒你当下是幸存着（surviving）的。短语可以是简短的一句"我没有问题"，也可以稍微长一些，比如，"我挺过来了，我是坚强的，我相信我自己，我能继续挺下去"。你可以在你的房间周围，或者轿车里，或者电脑屏保上设置这些肯定性的短语，并在需要"接地"的时候回忆它们。如果音乐更能让你"接地"或感到有安抚作用，尝试使用一段音乐。

找到一个"接地"的姿势

用身体姿势来回应我们当下的想法和感受不是什么奇怪的事情，因此，糟糕的记忆可以影响我们的身体姿态，可以反射你感受到的恐惧或伤害。我们身体的姿势已经被证明可以影响我们的感觉：比如，一个"军姿"可以使我们感觉更有力量。"接地姿态"是一种让你能感觉安全和/或强壮的躯体姿势。有些人发现，蜷曲起来很舒服，而另外一些人则更适应肩膀后靠的笔直姿势。你需要发现哪种对你有效，然后一旦有空，就练习使用这种姿态，这样你就可以轻松地切换到这一姿势上，用它来对抗你的痛苦。

练习

- 尝试几种姿势，直到你认为其中一种或两种是可靠的，让你有安全和强大的感觉，或者任何你想要有的感觉。

- 当你发现对你有效的姿势时，保持适应这一姿势，这样它对你而言就变得熟悉，你也就容易切换到这一姿势上。

使用"接地"技巧的通用指南

虽然"接地"的原理是很简单的，但是，需要个性化和实践，它才可以成功发挥作用。个性化意味着你需要找到适合你本人的"接地"技术。在你探索不同选择的过程中，需要大量的尝试，也会产生许多错误。不要在尝试了一个或者两个想法之后就放弃，找到合适的技巧是值得投入时间的。一旦你发现了适合你的策略，你需要将其不断地付诸实践。一个人将自己与糟糕的记忆或者闪回拉开距离是件困难的事情，有时候你会无法应对，但是，如果你对"接地"策略熟悉的话，你很容易就能启动"接地"状态，这样你将拥有更好的机会应对这些困难。实现这一目标的唯一办法就是多多实践"接地"策略。

因此，通过使用演练多次的句子、意象和身体姿势，你就能开始控制住痛苦的记忆和闪回。对于一些人来说，对侵入记忆和闪回的控制实际上阻止了他们的问题变严重。随着对管理这些痛苦记忆的自信增加，他们感受到的这些记忆的强度也随之降低。但是，对于另外一些人来说，"接地"技术只能提供短暂的缓解。如果你发现痛苦记忆和闪回会持续带给你难以管理的痛苦，那么通过不同的途径来应对可能会更有帮助。与试图和记忆分离不同，下一种途径需要你面对它。这可能会使人畏缩，所以，你需要考虑好是否已做好准备去进行回忆。在你决定是否要面对你的创伤记忆之前，请阅读下一节。

3　选择去进行回忆

我们没有人愿意回到痛苦的记忆中去，但是，为了从受虐创伤的影响中康复过来，你会发现，这对解决所发生的问题是必要的。这是一个可选性建议，在你没有准备好之前，你无须迫使自己回顾痛苦的经历。正如我们所说过的，通过对本书第二部分的学习，你有许多方法可以用来康复，并不必对受虐经历有更深程度的挖掘——这是第三部分要处理的事情。

我们都能意识到，唤醒痛苦的记忆是件困难的任务，也许更困难的是，人们担心回忆可能是"虚假记忆"。心理学家对记忆的可靠性有多年的研究，我们都知道，对于我们每一个人来说，记忆在某种程度上是可以出错的。但是，正如我们在第一部分讨论过的，记忆大部分是准确的，但是，我们的收集记忆的方式可能出现差错，这更可能使我们收集到"不准确的"记忆，而不是"虚假的"记忆。

有些记忆常常萦绕我们的心头，是因为它们还没有"安息"：它们还没有被进行情绪上的处理，所以它们随时随地都能影响我们。专注于对过去的回忆，目的是使过去的记忆完成情绪处理的过程，这样你就可以让记忆真正成为过去了。这并不意味着当你回顾记忆的时候，它们将停止让你感到震惊或疼痛，但是，这些记忆不会在你的意识中再显得那么突兀了。

当我们逃避回忆我们所经历的完整内容，包括想法和感受，以及事件对于我们的意义的时候，我们无法在情感上处理记忆。不去仔细思索那些让我们感到被惊吓和伤害的事情，是很自然的，但总是回避，反而会让惊恐或者受伤害的记忆生动地保留下来，有时候是以侵入记忆的形式，有时候是以闪回的形式出现（见图11.1）。

图11.1　痛苦的记忆是如何持续存在的

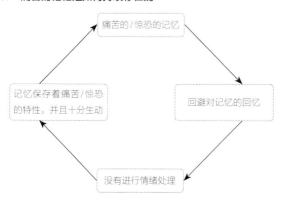

通过回忆发生过的事情，更加仔细地思考你所经历过的，你可以由此而开始处理情绪任务，这将帮助你适应记忆并把它放在过去。对于一些人来说，可能只是一个事件需要处理；对于另外一些人来说，可能需要解决一系列的记忆。

美国的一位心理学家芮斯克博士（Dr. P. Resick），花了多年的时间来帮助性受虐幸存者管理他们的创伤记忆。她对性创伤幸存者们的建议和对所有创伤幸存者们的建议是一样的。她建议，在回忆过去时，你需要考虑到：

- 实际发生了什么？要具体到细节。
- 在创伤经历中你感受到和想到的是什么？
- 这对你意味着什么？你可以这样问自己："是什么让我相信我自己、相信他人以及未来？"

例如：

劳里曾经遭遇校园霸凌，她记得被一群她所信任的孩子羞辱的经历。对她来说，这意味着不被社会接纳，她无法再信任他人，她将一直是个孤独者，不被任何人接受。现在，当她回忆这件事的时候，她虽然不再感到羞耻，也不再会因为被羞辱而感到受伤，但是，这件事情的影响仍旧是真实的。这些都导致了她的低自尊。

约瑟夫曾经被他的继父暴力虐待，一个无法忘却的回忆是，只要他钢琴弹错一个音符，就会挨打。约瑟夫不仅记得在他练琴时不断增加的惊恐，在他弹错键时的恐惧以及挨打的疼痛，他还记得那个时候他相信自己是弱小和无能的，而他人是危险和苛刻的，并且他相信未来是可怕的。这个信念一直持续到他成年，使他在成年阶段处于焦虑的状态。

芮斯克博士接着建议，这些信念需要被仔细审视，因为其中只有一部分反映了真实情况，另外一部分需要重新回忆，这样可以获得更为平衡的视角。对于劳里来说，更平衡和准确的结论是，虽然她曾经在学校里没有融入同龄人群体，但是，现在她社会化能力很强，完全有机会融入成人群体。对于约瑟夫来说，平衡的情境是，作为一个成年人，他可以证明自己有良好的社会功能，虽然并不是人人都希望他过得好，但是，大多数人不会伤害他，因此，他不需要时刻担忧。要达到这种平衡需要一些技术，但这是对记忆进行处理，将它安放在过去的一个重要阶段。在第13章《获得平衡的视角》中，我们将一步一步地回顾由我们的经历导致的结局，但是就目前而言，只将注意力集中在记忆上。

不要让自己太有压力，太快地进行下一步的练习。只在你感到准备好的时候，再回忆过去的种种细节。有些人更喜欢在咨询师或治疗师的支持下完成这部分工作，你也可以考虑选择这么做。

练习

如果你觉得已经准备好回顾你的过去，你可以分阶段做，这样会容易些。

- 如果你感觉直接写出一份详细的情绪记录是有困难的，那么就以中立的方式开始记录，就好像警方报告，仅仅记录事实。

- 如果你感到可以了，请再次写下你的经历，但是，尽可能地记录细节：声音、气味、光线、感知。

- 你最终的目标是写出一份生动的记录，这份记录不仅回顾所发生的事情经过，同时还包括你的感受和你的心路历程，包括尽可能多的细节。

- 如果你无法回忆起细节，最好不要强迫自己去回忆，能回忆多少就接受多少。

- 有时候你会觉得自己必须停下来，这种时候你应该稍事休息，但是，在你可以的时候请尝试继续记录。

- 较为理想的，是拥有一个有效的"接地"技术指令和应对策略，这样在你感到痛苦的时候，你能够照顾自己。如果你信任的伴侣或朋友能帮到你的话，请让他们支持你。

- 当你完成最终的记录，怀着对自己的共情（sympathy）重新阅读它。尽可能多地感受自己的情绪，但是不要评判自己：请试着像保护一个孩子一样保护自己。通过重新阅读你的记录，继续进行情绪处理的任务。

- 如果有可能，请发掘出你的经历的意义，这样在以后，你就可以回顾它们了。

章节小结

- 管理问题记忆的一种方法是避开那些能触发这些记忆的事情，至少你会发展出一种能控制这种事情发生的能力。

- 你可以使用"接地"策略来关闭创伤记忆，但是，这需要大量的练习。

- 有时，管理记忆的唯一方法是"面对"它，去回忆发生在你身上的细节，以及它对你的意义。这让你能够用一种将它"还给"过去的方式，来处理记忆。

12

自我意象（self image）和自我保护的工作

改善你的自我意象

虽然一些受虐幸存者有十分清晰的自我价值感，但是，还有一些人在不停地和较差的自我意象——或说低自尊（low self-esteem）进行抗争，这是康复过程中的一个严重障碍。正如我们在第一部分看到的，早期受虐经历能影响一个人对她或他自己的看法，往往会损害他们的自我概念（self-concept）。在进一步理解你的问题时，你可能已经发现了低自尊是你的问题之一。

如果你在还是一个孩子的时候遭遇虐待，你可能失去了这样的机会：来了解自己是珍贵的，是值得被爱的，是特别的，你无法认识到你仅仅做你自己就足够好。可能没有人给予你这样的机会，让你对自己有良好的感受。你们中的一些人也许会遇到一个或者多个赋予你价值的人，使你发展出价值感。但是，有一些人则遇不到这样的人。

无论什么时候，当你回忆起过往的经历，类似羞耻感和无价值感的感受会引起你的低自尊，甚至可能有更深的扰动。治愈这一点，很重要的是学会如何感到有价值，学会如何定义自己的价值。因此，在这一章节里，我们将寻找一些方法来构建你的自尊。

这一章看起来更像是在制作一个"高级技巧"清单，的确，使你的方法变得系统化是很好的想法；但是，自尊是要通过几周、几个月来建立的，因此，这里只是一个开始，你可以慢慢地但肯定地开始你的任务，建立一种更为积极的自我感受。

练习

- 作为第一步，你可以思考你对他人的价值是什么。尽量不要把自己考虑进去，相反地，想一下朋友们、家庭成员或者你愿意与其共度时光的同事们。回顾一下他们的个人特质，是哪些特质让他们成为愉快的陪伴者——例如，他们是很好的倾听者；他们一直乐于助人；他们很友善，或者慷慨，或者面带微笑。你可能会发现一些有价值的品质，例如，开放、诚实、幽默、关心、可靠、真诚等。将这些特质列出来，能列多长就列多长。

- 当你列出了这个清单，回头再看一遍，做下标记——

看清单上有多少品质同样也适用于你。你可能会发现，从自己身上识别出这些积极的品质是件困难的事情——这也是低自尊问题的一部分——所以从自身中抽离出来，想一想这些品质中有哪些是你的朋友说过你也具备的。如果可以，向一个诚实的朋友征询意见是有好处的。无论怎样强调——认识到你的好品质是多么重要——也不为过。

除了找出在这个练习中所列出的好品质，还有其他许多练习能提高你的自我意象。

找到令你愉悦的活动

你喜欢做些什么？你喜欢与谁共度时光？你感觉什么是有价值的？把这些令你感到愉悦的活动列成一个清单。要记住，你要给愉快的活动以优先权。如果你还不习惯做这些让自己愉悦的事情，那么在你的日程表里制订一个"正式"的安排计划是十分有必要的，同时，记录愉快事件的实际进度，即使是一些小的事项。如果你感到抑郁，以至于难以发现事物中的愉悦性，那么，请试着回忆曾经带给你快乐的事情，并以此作为一个起点。

持续寻找机会来发现和强调你自己积极的地方，做对你重要的事情。考虑你生活中可能发生的积极改变，列出你可以陆续着手的事项。我们特别容易忘记事情发展的结果，所以明确一个具体的回顾日期，这样，当你回顾时，你可以评估一下将计划付诸行动后所取得的成功程度。

找到你喜欢的人

一个创造良好自我意象的重要途径是，努力找到那些让你感觉良好的人，并和他们在一起：那些会积极地看待你，相信你的优势、你的价值、你管理自己生活的能力的人。构建你的社会生活是一个好主意，这样你可以和尊重你、理解你、认真对待你的人保持联系。将那些你相处起来感觉良好的人记录下来，尝试花更多的时间和他们在一起。同样，记录下那些让你感觉不好的人，尽量和他们保持距离。

滋养（nurture）你自己

界定出让你感觉良好的个人经验——洗个泡泡浴，买一束鲜花，游泳——然后，经常性地做这些事情。这是让自我感觉良好的很重要的一部分。至少一天一次，做一些让自己愉快的事情。这在一开始可能会感觉有些别扭，但是和大多数事情一样，练习会使它变得更容易。如果你习惯于忽视自己，当你做滋养自己的事情的时候，你会很容易忘记及时去做，因此，制定一个自我滋养的日程表，约定好和一个朋友一起做一些愉快的事情，这样你更容易取得进步。

记录你生活中积极的事情

付出额外的努力，以免让你的积极经历和成就打折扣，无论它们看起来多么微小。这些可能包括：完成一项任务，回忆过去的愉快的事情，接受赞美。这一系列的提醒，尽管很小，但是会逐渐地帮助你建立起积极的自我观念，不过，要想建立一个这样的清单，你必须多多留神。如果你没有通过实践熟悉它们，那么弱化、忽视或忘记曾经取得的成功是很容易的事情。我们可以回忆一下，消极的信念系统是如何有效地助长了消极思维的，以及你是怎样经常忽视对你的赞美，或贬低你的成就。虽然你无法主动地清除好的经历，但你是怎样轻易地遗忘了它们呢？这就好像是，在你的记忆库里，没有美好事物的分类架。

另一个来自帕蒂斯基博士的建议是，把发生在你身上的好事情记录下来。这一"积极记录"将帮助你保留关于自己的重要信息。表12.1给出了一个例子：你能回忆的事件和品质越积极，你就越能建立你的自我意象，也就更容易挑战消极的自我观念。最终，这将帮助你弱化消极信念，建立更有帮助性的信念。

表 12.1　　"积极"记录表

日期	关于我的好事情
4 月 2 日	今天早上，我帮萨丽打到了出租车：这说明我是一个好朋友，我对道路车况很清楚。 朱丽说我比别人更能让她开怀大笑：这说明我有很好的幽默感，我是令人愉快的。
4 月 3 日	今天，我完成了工作上的一个大项目。这对我来说是个很大的挑战，它说明我是有能力的，工作也很努力。
4 月 6 日	今年，我及时地完成了税务报表！这比完成一个项目需要更多的努力——我做得太棒了！
4 月 9 日	…… …… 一周总结： 我可以看到，我社交能力不错，会动脑筋，同时还努力工作、可以进行良好自我管理……并且……记录这些我觉得有些尴尬，我不是自大的人！

这样的记录是很重要的，因此，可以考虑用笔记本中专

门的一部分来做记录，甚至可以为此专门准备一个笔记本。通常，要记住成就和赞美是困难的，所以请务必使记录成为一件容易做到的事情，这样你可以在忘记积极的事情之前记下它们。这可能意味着你要随时将笔记本带在身上，所以找一个便携式的本子，或者专门预留出几页对个人积极事项进行管理。

将所有的记录整理下来，看起来好像记录日常杂务，但这是值得的。随着时间的推进，这项具体的任务会变得容易：你接纳的积极事情越多，你就会越感到自尊，也会对自己取得的成就更敏感。对于改变来说，这是一个积极的循环。逐渐地，你向积极的方向转变就越来越容易。但是有时，这些成就是不容易被发现的，特别是当你很疲倦、有压力或感到不适的时候。在这样的时刻，请向你亲近的人寻求帮助。

练习

- 尽快开始做记录。

- 一旦你开始做记录，如果它们能够影响你如何看待自己，请一定回顾它们。尽力将这样的记录变成常规行为，例如每个星期都做，并试着总结你在这段时间里学到了什么。这将帮助你强化新的自我意象。

重新评估你的自我意象

一个普遍的认识是，建立积极的意象是件富有挑战的事情，特别是在康复的早期，你要做好准备，这个过程可能是起起落落的。回忆前面的章节，旧的信念是怎样"赖着不走"？通过这些练习，你就会开始接受自己好的品质，当你开始阅读第13章《获得平衡的视角》时，你能更容易看到消极自我意象的改变。

如果可以，也使用其他方法帮助你重新评估自己。一个朋友的观点也许能够帮到你，尽管相信他人是困难的。多听听朋友们谈及你的优点，记录下其他人对你的积极观念。随着时间过去，你可以通过这类反馈，以及你自己的观察，建立起你的积极自我意象。难点在于，基于你所了解到的，记录下新的自我描述。在这本书中，你可能很想将这部分描述加入其中。

不是所有自尊提升行动都必须事先做好规划。如果你对自己感到消极，那么现在就想一想你有把握能处理的任务。即使再小的成就感，也可以帮助你重建自我价值感。

照顾你自己：对抗自我伤害的冲动

一些受虐幸存者有自杀倾向，或者，他们在生命中某些时候有自伤的冲动。这是常见的现象。有这样的感受和真的那样去做有很大的差别，这些念头不见得一定就会导致自我伤害的行为。因此，你发现自己有这些念头也不要感到害怕。相反，你要去理解你为什么会有伤害自己的冲动。

自伤

近些年，媒体中关于"自伤"或"自残"的报道比以往多了许多；这不再是一个禁忌的主题。这些术语涉及的是强加给自我的伤害，比如切划或烧灼自己，现实生活中，这种现象并不少见。

那些有过自伤经历的一定对自伤的方式都很熟悉，在此我就不多赘述。我想要强调的是，发现是什么驱使这一行为是非常重要的，因为，这是对其采取控制的第一步。

考虑到它的直接影响，伤害自己的冲动通常是有道理的。最初的反应通常是对紧张的缓解或者从更严重的痛苦中转移注意力。对身体的物理性伤害确实能够引起大脑中化学水平的变化，通过这种方式，我们可以感到麻木或兴奋。这些麻木或兴奋，常常是幸存者们对抗痛苦情绪时的选择，所以，他们会采取自伤的方式也就并不意外。

在很轻微的程度上，我们都有过这样的经历：一个紧张的人将拳头击打在桌面上，从而获得一些释放，或者一个人经历了不舒适的口腔治疗，他将拳头攥紧，以分散口腔中的疼痛感。紧张的释放和转移是两种最常见的对自伤的解释，至少在短期内，是有效的。

就像我们讨论过的许多困难一样：我们自然倾向于把自己从痛苦中转移出来，但如果解放紧张的冲动变得过度，或者对注意力的转移变得极端，就会成为一个真正的问题。有些人发现自己经常性地使用自残的方式，并且通常自残的严重程度会不断提升。许多人对自残依赖性的描述听起来和成瘾十分相似，带有强烈的冲动和渴望。因此，一旦用上了自残行为，想放弃它们是不容易的，这并不意外。

有些时候，自伤是不明显的，它可能是以药物和酒精滥用或者进食障碍的方式进行的。这也通常被认为是应对策略失灵的表现。对于药物、酒精、食物滥用，许多人会发现，他们可以通过这些方式变得麻木，甚至忘记痛苦的记忆。自我忽视是另外一种不易被发现的自残方式：不在意饮食和健康有时候就像是在对生命下赌注。

如果你在伤害自己，请寻求专业的支持。没有支持，我们很难打破自残成瘾的问题，只要你伤害自己，你的身体就处于危险之中。你的私人医生或一个好的治疗师很可能对这种应对模式很熟悉，你大概会发现他们可以理解你的问题，而不是对此震惊。如果你发现你的私人医生没有回应，也不要放弃对专业支持的求助。相反，尝试向不同的医生进行求助。

有些情况下，自我伤害的冲动会更为强烈，一个人可能会有自杀的念头。不过，拥有自杀观念并不意味着他们会将其落实于行动，但是，有时当一个人感到彻底无望，自杀看起来是唯一的选择。如果你发现你有自杀的念头，你一定要寻求帮助。当你感觉处于危机中的时候，可以联系支持机构，比如撒玛利坦会（Samaritans）、国际好友会（Befrienders International）或者联合之路（United Way）；如果可以，去看你的私人医生。至少，如果你有可以信任的朋友，和他们讲出你的感受。

研究显示，只有当自伤看起来是当时最好的选择时，人们才会对自己采取这种方式。因此，原则上讲，如果有其他选择，这一应对方式是可以被取代的。然而，当一个人面临强烈的自伤冲动时候，他们几乎不可能想到其他的方式，正因如此，事先想出应对计划是很重要的。这一计划的目标是帮你处理痛苦，用一种对你无害的方式使你从痛苦中解脱出来。

抑制自伤的冲动：设计一个计划

当那种绝望到失去理智的时刻没找上你时，请想想以下几点：

- 如果过去你感觉想自杀或者有强烈的自伤冲动，请试着弄清楚是什么引起了你的这一感受，这样你就会知道，在你最脆弱的时候发生了什么。写下引起你自伤冲动的诱因：如果你知道是为什么，你就可以做出预测。一旦当你知道你什么时候是脆弱的，你就可以有计划地避开这些使你处于风险的情境。如果自伤冲动是持续的，试着弄清楚冲动在什么时候增强或减弱，即便变化是很轻微的。至少，你可以避开那些使冲动变得更糟的事情。

- 请回顾第10章列出的"应对策略"，看一看这些"应对策略"中有多少是你可以用来抑制自伤冲动的。请记住，如果你选择的应对策略与自我伤害有相同的"效果"，那它们就是最有效的。例如，如果自伤能帮助你达到平静、放松的状态，那么使用放松练习会是有帮助的；如果自伤行为是用来分散注意力的，请使用"接地"策略；如果自伤给你一种真实存在感，请通过一种没有伤害的替代方式来获得它，而不是通过自伤。老实地说，自伤的力量是强大的，并且通常具有直接和戏剧性的效果，而你用来替代的应对策略可能无法带给你同样的效果。你可以期待的是，替代策略可以减弱自伤冲动，这样可以使你更容易地抵抗它。

- 和某个人或者多个人订一个契约，内容是不要杀死或伤害你自己。试着找那些对你重要的人，这将帮助你履行和他们的契约。这也许是一个家庭成员、一个朋友或者你的医生。

- 与伤害自己相反，当你感觉处于最糟糕的处境时，请使用电话求助。手边准备一个重要联系人电话清单。这个清单可以包括朋友和专业人士。查看你所在区域的社会求助热线。当你处于最糟糕的处境时，你可能很难想起这一清单，所以，把这一清单放在容易找到的地方。必要的话，将它贴在电话旁边。

- 如果可能，避免将自杀或自伤的工具放在容易获取的地方，因为这会更容易让你产生冲动。例如，如果你能管理好药片和刀片的话，不要把它们放在家中。

- 写下活下去和不伤害自己的原因。作为一个提醒，把它放在手边，或者做成一个目录卡片，你可以随身携带。你的理由可以包括：我没做错任何事，伤害自己是不值得的；他不会打我；我的孩子很爱我，我也很爱他们。如果这些原因还是不能使你放下自伤冲动，向你亲近的人寻求帮助。这番提醒的话非常重要。将它放在安全和容易获得的地方。

练习

- 如果你有自伤行为，请务必保证你会花时间来解决上述的六个关键点。

- 做笔记，这样你就可以用重要的信息提醒自己，在你感觉脆弱的时候，你要确保自己可以随手拿到它。

章节小结

- 你可以通过找到愉快的事情去做来提升你的自我意象，可以通过给予你肯定的人来滋养你自己。

- 忘记自己的优势和积极的品质是很容易的，因此，记下你取得的成绩和他人对你的赞美（即使是很微小的赞美），这可以帮助你在内心建立积极的自我观念。

- 低自尊和痛苦可以导致自伤。对抗自伤可以分成几个步骤。如果你处于危险之中，采取这些步骤是很关键的。

13

获得平衡的视角

现在，我们可以很清楚地看到，我们的思维方式影响着我们的感觉。如果我看到一辆巴士向我开过来，我想："它可能撞到我！"那么我会感到恐惧；如果我看到一个朋友向我走过来，我想："她将向我打招呼，多好啊！"那么我会感到愉快。如果我的自动化思维（automatic thoughts）是对的，我所获得的感觉可以帮我做好准备：恐惧感就会让我离巴士远一点，愉悦感意味着我也会表现得友好，向我的朋友表示欢迎。

但是，假设我错误地判断了我所看到的这些，巴士并没有朝我驶来，那么我对情境的误判在最初可能会引起我不必要的恐慌，更有甚者，在第二个情境中，我的朋友实际上是怀有敌意的，那么误判会使我面对所谓的朋友失去应有的自我保护。我们总是一次又一次地对情境误判，如果这样的次数过多，我们就会发现它能引起麻烦，比如让我们陷入不必要的痛苦和担忧。

有些时候，你会注意到你的感受，并把它们和你周围发生的事情和心理过程相关联。现在，你可以在这方面再进一步，学习审视你的自动化思维，找出判断错误之处。如果你能找出这些错误判断，接下来你就可以对它们进行分析以获得更平衡的观点。如果你是第一次意识到自己常见的错误判断，以这样一种方式进行反思会更容易让你识别这些思维。

错误判断

在第一部分，我们看到，极端信念系统（有些更像是偏见）影响着我们的观念，这意味着我们倾向以适应自己信念的方式看事情。如果信念系统是符合现实的，那没有什么问题，在这样的情况下，我们对事情的判断可能是很准确的；但是，如果信念系统是错误的，我们就会"倾斜"我们的判断来适应信念系统。我们会"倾斜"我们的思维，以此和错误的信念系统保持一致，从而会产生错误判断。

我们每个人都不可避免会有"偏差思维"的倾向。在我们处于高度压力或低落情绪中的时候，甚至当我们感觉自负的时候，我们容易变得异常脆弱。当我们处于压力状态之下的时候，我们更容易以警觉的方式看问题；当我们痛苦的时候，我们更倾向于以悲观方式看问题；当我们自负的时候，我们会把事情看得太过于积极。

这里有两个经典例子，是由焦虑引起的警觉性错误判断：焦虑的学生会*过度*预测考试失败的可能性，而焦虑的旅客会*过度*预测飞机失事的可能性。当我们情绪低落的时候，我们最常见的错误判断是，未来比实际上更绝望。相反，当我们过于自负的时候，我们会*过高*估计我们能取得的成果，这往往会导致失望。尽管这些思维偏差在一些情况下很正常，但是当我们坚持这些错误判断，就会导致问题。

下面是最常见的思维偏差清单。这个清单很长，因为错误判断常常发生。

常见错误判断	引申含义
全部肯定或全部否定的观念	非黑即白地看事情，忽略了"灰色"地带。事情要么都是好的，要么都是坏的，要么都会成功，要么都会失败（并且更倾向于把事情看成是"坏的"和"失败"的）。
例子：在我身上发生的事情永远是错的。我无法相信任何人。我是一个彻头彻尾的失败者。	
灾难化观念	预测最坏的情况，有时是一个非常好的出发点。这种观念产生得很迅速，因此在我们意识到它之前，警觉性想法或画面就已经生成了。
例子：我做错了一件事，我的上司会生气，会不和我续签合同了，我要失业了。还有，我不认同简，她大概会憎恨我，她再不会想和我共事，我会非常孤独。	

（续表）

常见错误判断	引申含义
过度泛化	总是将一个消极事件看成是所有事情都会变得消极的预示。

例子：我的面试失败了——我再也不会找到工作。这段关系变糟了——我再也不会找到伴侣。她让我很失望——我谁也不能信任。

| 使用一个"精神过滤器" | 选择一个单一（消极）的特征，对其穷思竭虑，而不考虑其他（积极）可能发生的事情。只关注今天你没有做好的一件事情，而忘记你的成就，或者只关注你工作中的一个危机事件或糟糕的表现，而忘记你所有取得的赞美。 |

例子：我的一项考试分数很低——这太可怕了——我的表现简直一无是处。

| 淘汰积极观念 | 会认识到自身或生活中的一些积极的事情，但拒绝它，小看它或对它不予理会，认为它是不重要的。 |

例子：她只是挑些好听的话说。她大概是想从我这里获得些什么。这只是一个小成绩——其他人会做得更好。

淘汰积极观念和使用"精神过滤器"都和以下观念相关：

| 放大/缩小 | 夸张消极事件的重要性，低估积极事件的重要性。 |

例子：今天的工作让我搞得一团糟，我总是忍不住想这些。我知道我可以应对，但是，我没有处理好。

（续表）

常见错误判断	引申含义
跳跃式结论	对事物的总结和解释缺少事实支持。这会导致两种结果："读心术"和"算命术"。

例子："读心术"——我就是知道他是在想我的坏事；我知道，他们都在嘲笑我。"算命术"——今天将是糟糕的一天；这次的面试我会失败。当我和他见面的时候，他是不会喜欢我的。

跳跃式结论常常和以下观念相关：

情绪化推论	猜测你觉得糟糕的事情一定会有一个糟糕的结果。只是因为感觉一些事情似乎要发生，或者将要发生，但是，事实并非如此。就像古代人认为地球是平的，但是，事实并不是这样！

例子：我感觉我好像要晕过去了，所以，我命不久矣。当我愤怒的时候我感觉十分糟糕，所以，愤怒是件极坏的事情。我感觉我好像是个坏人，所以，我一定是个坏人。

认为事情都针对自己	常常假设，如果有糟糕的或威胁性的事情发生，那么都是指向你的。如果有人从你的课堂上离开，那是因为他们感到你很无聊或不喜欢你，而不是因为他们没礼貌或者可能需要去洗手间。

例子：苏的晚餐聚会办得不是很成功；我确定那是因为我在里面笨手笨脚，让其他人感觉不舒服。

自责或者自我苛求	把自己看成那些本不需自己负责的坏事的始作俑者，或者苛责自己那些本不属于你的错误。

（续表）

常见错误判断	引申含义
例子：我感到不幸，这一定是我自己造成的。我无法应对我的工作——一定是因为我太笨、太懒。	
给自己贴标签	给自己贴上"大概永远不会有朋友"的标签，这对自己太苛刻了。这不是在用严格的方式建立自己的品格，相反，很可能使你一直处于低自尊中。
例子：傻瓜！我真是太笨了！我是多么愚蠢啊！	
不现实的期待	对自己和他人过度期待。在对自己的期待中使用"应该""应当"和"必须"，有时候，也这样要求别人。
例子：除非那是最好的，不然就不值一提。我应该得满分。我不应该犯错。我必须保证每件事都是对的。我必须使每个人都高兴。	

练习

- 仔细阅读错误判断常见类型清单，看一下哪些是你最容易产生的。

- 了解自己容易在哪些情况下产生错误判断，是非常重要的，这样你可以找出自己的思维有哪些偏差。

除非偏差思维是向积极方向倾斜的，否则偏差思维或错误判断会增加我们的痛苦，使我们感觉比以往更糟糕，这一过程在图13.1中可以显示出来。

图13.1　错误判断——痛苦循环

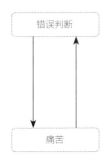

例如，如果一个人一直以"非黑即白"的方式看待一段关系，那么他对很小的争吵的理解很可能是："就是这样。这段关系算是完了！"可以想象的是，这会引起他巨大的痛苦，从而他的高水平的痛苦程度会影响他的观念，他会产生更多的思维偏差。他可能开始总结（错误地）：

我总会把各种关系搞砸；（过度泛化）

我彻底没有希望了，我是不值得被爱的；（淘汰积极观念）

我将永远不可能获得一份良好的关系，我将孤独终老，不

会被爱！（灾难化思维）

一个思维偏差接着另一个思维偏差，他将比以往任何时候都感觉更糟糕。

你可以看到，对我们所有人来说，意识到我们的自动化思维和结论是不是准确，有多么重要。如果我们的思维偏差是消极性的，我们会对自己下不公正的结论。坚持做日常的记录将有助于你发现一些典型的偏差。当你弄清楚了这些典型思维偏差会有哪些的时候，试着回忆它们是怎样影响了你的感受方式、你对自己的看法以及你的相应行为。它们是否导致了你的问题？在这一章的末尾，是另一种格式的日记（日记2：分析偏差思维），它的目的是帮你梳理出你的思维偏差；当你准备好了，你就可以换一种更加平衡的方式看事情。你会在附录中找到更多这样的表格。

当我们思忖现在或者过去的时候，都可能发生思维偏差。比如，一位女性曾经遭受来自父母的诸多虐待，她可能会回忆起这些痛苦，但是，不会记得父母也曾给她赞许。由于无法收集她的父母对她好的看法，她可能完全感觉不到自信，自己没有一点价值（一个回顾性的消极偏差）。作为一个低估自己的成年人，她很容易持续向这种消极观念走偏，对赞美和肯定很不敏感（一个当下性的消极偏差）。如果她将这种偏差持续下去，她只能得出令她痛苦的结论。这意味着她将一直对自己抱有一种挫败感，无法建立自我价值感。

审视和反省"全或无"式思维

在我们的诊所，一类十分常见的来访者的错误思维模式，就是"全或无"式思维。这一思维倾向于极端地看待事情，这会妨碍我们认识事实真相的可能。以下是几种典型的极端情况：

- 要么成功，要么失败，否定了成功的程度有不同。
- 要么瘦，要么胖，否定了体型和体重会在合理范围内变动。
- 要么爱，要么恨，否定了情感会有波动，或者情感的程度会有不同。
- 要么好，要么坏，否定了价值的多元和完整。

有一种倾向是，不仅以这种思维对事情进行分类，而且还只找到一个可以接受的极端。虽然不是全部来访者都这样，但是，我们来访者中的大部分只对"成功"或"瘦"或"爱"或

"好"，有极高的期待。

　　"全或无"思维可以用在自己身上，也可以用这种方式去对待他人或某种情境。见表13.1举例。

表13.1　"全或无"式思维

自己	他人	情境
我做错了一件事，因此，我是个失败者。	史蒂文没有朝我微笑：他一定很憎恨我。	巴士还没有来：这个城市真是没有值得信任的地方。
我打破了我的节食计划：我很失败，我是个胖子了。	她把我带错了方向：她完全是个令人讨厌的人。 她把我带错了方向：她完全不值得信任。	下了一整天的雨：生活真是糟糕透了。

　　虽然这种极端思维方式常常造成问题，但是，"全或无"式思维也有其好处。比如，我们可以感觉似乎我们鲜有两难处境要去面对：因为事情不是好的就是坏的，不是黑的就是白的，所以，做抉择显得没有那么复杂。如果我们开始考虑对的和错的只是程度差别，那么就可能存在"灰色"地带，做抉择就会变得更加复杂，我们也会感到要冒着更多风险。

　　尽管有显而易见的好处，但我们还是认为"全或无"式思维不是我们的最优选择。例如下面的陈述："如果我不去信任任何人，我将不会受到伤害。"这一极端想法的明显好处是，一个人若怀有这种想法，他就会有安全感，因为这样可以让他远离别人的伤害。但是，这个想法导致的坏处是，这个人将十分孤立。我们再看下面的陈述："我要么成功（彻底地），要么我就是个失败者。"这样一种逻辑的好处是可以使一个人有动机追寻更高的目标，但是，坏处在于，他就得一直面对不成功的可能，而且会频频遭遇无法避免的失败。

练习

- 回忆你的生活或者个人品质，有哪些是你以极端方式看待的。在你的日记记录中寻找例子。
- 你对以"全或无"的思维方式看待事物有哪些支持和反对？

　　如果一个人总是将他的结论偏向于失望一方，而不是获得更多的满意，那么持有"全或无"观点的劣势会增加。"完全成功"或"失败"的极端可以很好地说明这一点。另一个常见的极端是信任：除非某个人是"百分之百地可靠"，否则会将他归为"完全不可靠"的类别。对他人怀有这样高的期待，必然会导致失望。

因此，养成审视极端思维的习惯是很有用的，你可以问自己："这真的是全或无吗？"

☐	或	☐
成功		失败
☐	或	☐
信任		不信任

……或者有哪些地方是我没有注意到的？

☐ --- ☐

成功 / 接近完全成功 / 部分成功 / 可能不那么好 / 部分失败 / 失败

☐ --- ☐

完全信任 / 大部分信任 / 少许信任 / 不信任

练习

　　你自己、他人或环境中的哪些方面，是你倾向于将其看成"全或无"的？

- 首先，列出你倾向以"全或无"看待的方面。
- 然后，试着找出"灰色"地带。

```
1 ☐ _____ ☐

2 ☐ _____ ☐

3 ☐ _____ ☐

4 ☐ _____ ☐
```

练习发展寻找"灰色"地带的习惯是需要花费时间的。在一开始你可能感觉很难——但请不要将它们看成是失败。

审视痛苦的思维与意象

一旦你确认了你的痛苦思维或意象，你就可以审视和反省它，看它是否正确或者是否有倾向性。如果是有倾向性的，你可以在此基础上努力，发展出更平衡的观念。

这是一项不易完成的任务，需要大量的练习。首先，你可能很难清楚地认识到哪些判断是错误的，但是，随着练习增多，你就会发现这变得容易了。它很像鸟类观察的初学者或者古董收藏者，在一开始，他们很难辨认出鸟的种类，或者辨别古董的真伪。随着时间过去，他们的鉴别力开始提升，并且能够认识到细小的不同。最终，鸟类观察者能够可靠地识别出鸟的种类，古董收藏者能更自信地鉴别古董的真伪。但是，这需要时间和练习。

试着问自己下面的六个问题，这样会让你处理你的痛苦想法更容易。它们会帮助你从更开阔的视角来看待这个问题。

1 到底什么是我痛苦的念头或意象？

尽可能地详细，用你的日记记录来帮助你。

2 在我看待事物的观念中，存在偏差吗？

尝试站在问题背后，寻找你观点中扭曲和夸大的部分。

3 关于我的想法或意象，有什么证据来支持吗？

你有些痛苦的想法是对的，有些是不对的，有些里面包含了事实。你的哪些经历或认识和你对事物悲观的看法相符合呢？

4 哪些证据不能支持我的想法？

对这一问题的回答能够平衡问题3。尝试回顾你的经历，列出任何可以用来反对你最初想法的观点。想一想其他人可能会怎样看待这种情境。由于这是最难的一步，下面是一个问题清单，可以帮你来审视你的自动化思维：

- 我有没有错过重要的事情? 我是否看到了事实的全部?

- 我是不是问了没有答案的问题?

- 我是否有过和我的经历不相符的痛苦?

- 如果其他人也有这样的想法, 我会和他们说什么?

- 如果我将这一想法告诉我最好的朋友, 他/她会说什么?

- 当我对自己感觉良好时, 我会怎样看待这一情况?

在这个时候, 你可以考虑以其他方式来看待这种情况。如果你感觉可以的话, 这里还有一些有用的问题, 你可以继续问自己:

5 可能发生的最糟糕的事情是什么?

思考这件事情可能会让你感到恐惧, 但是, 找出你最深层的恐惧会让你有机会更好地处理它。

6 如果最糟糕的情况发生, 我将如何应对?

一旦你开始面对你的恐惧, 问题就已经开始解决了。如果可以, 向他人寻求帮助。

通过回答这六个问题, 你可能会拓宽自己的观念:

- 你已经考虑到了与消极观念相反的证据。
- 你已经考虑到了你会如何应对最糟糕的结果。

现在，你处于一个很有利的位置来挑战你的消极观念了，也能以一个新的、更平衡的标准评估你和你的处境了。

重新评估你的痛苦，其目的不是为了寻求陈词滥调的安慰或者花言巧语的借口，而是为了获得真实的、平衡的认识。

检验新观念：行动起来

只要有可能，就检验你的新观念，这将帮你确信你对事物的新看法是真实客观的。我们大多数人，都要在有证据的前提下相信一些事情，那么证据就是你需要搜集的东西。实际上，检验你的新观点会证明，你并非只是简单地对自己说些安慰的话。

所以，请你这样问自己："我如何检验我的新结论？我能做些什么来证明我是对的？"你可能发现，你会征求他人的看法；你可能会采取新的方式来应对；你可能会停止回避一些事情；你与他人的相处可能会发生变化。这些可能性是无止境的，但是，无论你做什么，你都很可能会发现，你要做的事情都会和以往不同。因此，你会发现检验你的新观念是有风险、有挑战性的，你可能会想跳过它。

然而，不去检验你的新观念，就意味着你无法搜集证据来帮助你相信新的观点。如果一个新的工作伙伴，一来就夸夸其谈他在工作上是多么优秀，你可能一开始会相信他，但是，如果他没有真正地证明自己，你将很快会怀疑他。同样地，你可能会因为对痛苦想法进行了重新评价而感到欣慰，但除非这一评价能被行动验证，否则你很快就会对它失去信心。

下面是玛莉和马丁的例子，他们都是先审视令他们痛苦的想法，接着采取行动计划来检验他们新的、平衡的观点。

玛莉：我是一个糟糕的母亲

1 消极观念：*孩子们又争吵了——我是一个糟糕的母亲。*

2 偏差思维：*自责；过度泛化；不现实的期待。*

3 对消极观念的支持：*孩子们打了起来，我无法阻止他们。*

4 与消极观念相反的证据：*所有的小孩有时候都会打架。我的孩子们只是普通的小孩，一次打架不能证明我是一个坏母亲。当我感觉不这样糟的时候，我可以想一想我是好母亲的原因。*

5 最坏的事情：孩子们不会停止打架，我无法使他们分开。

6 应对：我可以打电话给他们的父亲，他可以在午饭的时间回来，帮我应对这一情况。我不需要一个人应对这件事情。

平衡的重新陈述：我的孩子在打架，这是小孩子身上都会发生的事。这不能说明我是一个糟糕的母亲，但是，在我状态欠佳的时候，这会让我很有挫败感。但即使他们一直打架，也会有办法解决，因为他们的父亲会回家，会让他们安静下来。

行动：我可以打电话给那些有孩子的朋友，看看我到底是不是一个糟糕的母亲，来看一看他们怎么想。

马丁：**我失去了一个朋友**

1 消极观念：保罗在工作上真的开始疏远我。他不再喜欢我了。我没有其他人可以相处了。

2 思维偏差：全或无；过度泛化。

3 对消极观念的支持：这之前就发生过。

4 与消极观念相反的证据：他之前没有疏远过我，我想不起在哪儿得罪过他。办公室里还有一些员工对我很友好。

5 最坏的事情：我猜对了，这个世界上我一个朋友都没有了。

6 应对：*我可以给他人第二次机会，并更努力地尝试建立沟通的桥梁。*

平衡的重新陈述：*保罗今天有些疏远我——我不知道为什么。大概他有些事要去忙。而且，即使保罗不再对我友好，办公室里还有其他人对我很好。我不可能所有时候让任何人都满意，如果我真的和某些人的关系出现裂痕，我可以主动一些，尽量修补这段友谊。*

行动：*如果感觉不对劲，我可以问一问保罗的真实感受。*

在你阅读此书的过程中，你将会发现更多像这样的例子，因此，重新评估你的痛苦思维的步骤会变得越来越熟练。

你还可以使用"行动计划"来检验那些你不确定的事情。比如，如果你不确定你能否应对某些情况，或者能否面对某些你担心的问题，或者能否实现一个目标，那么可以制订一个行动计划来帮助你建立这样的能力。替代的办法常常是回避那些使我们担忧的事情，但是，回避只会让我们的恐惧和不确定感维持下去。你可以使用上述六个问题公式来帮你，就像下面的例子。

理查德：我不知道我是否能应对办公室的聚会

1 消极观念：*我在社交中完全是焦虑的。我无法应对我的紧张，我会把事情搞得一团槽。我不如待在家里算了。*

2 思维偏差：全或无；灾难化。

3 对消极观念的支持：*我参加过聚会，感觉很紧张，我是一个完全无用的人。*

4 与消极观念相反的证据：*我参加过聚会，过程还不错。在聚会中我有时候感觉不好。但如果我待在家里，我同样会觉得槽糕。*

5 最坏的事情：*我会紧张并且很笨拙，所有人都会认为我是个蠢货。*

6 应对：*我可以去参加聚会，但是如果我感觉不舒服，可以找个借口提前离开。毕竟，没有人会迫使我留下。我可以和吉姆待在一起，因为和他一起我感觉比较舒服。*

平衡的重新陈述：*我发现聚会是不容易应对的事情，但是，我也真的不想待在家里。如果我一直回避参与社交，我永远不会找回自信，能够验证我是否可以应对的方法就是去参加聚会。如果我真的感觉很不舒服，我没必要留下。*

行动：*我会去参加聚会，我会尽量留下来，但是，如果有*

必要离开的话，我会找一个借口。我会打电话给吉姆——如果
他也参加聚会，我感觉待在那里会舒服一些。

很明显，采取行动意味着承担风险，风险在这里可能意味着失望。当你承担风险的时候，有两条黄金定律：

1 将风险最小化：提前计划好，实施对你来说风险最小的策略。

2 即使当事情的发展并不顺利的时候，也给自己一些赞许，从挫折中汲取经验。

你最终的目标是：并不需要将每一步都记录下来，就能战胜偏差性思维。但你在一开始能将想法、偏见以及挑战过程详细记录下来的话，你会发现，达到这一目标会越来越容易。你会发展出一项很棒的技能：既能成功挑战思维偏差，又能确保不会错过挑战过程中的任何重要部分。本章末尾处有日记记录表，可以作为挑战思维偏差的指南来使用。

随着时间过去，你将能够不再依赖长长的记录表，取而代之的是较短的"备忘录"，关于如何重新评估思维的提示：

苦恼的念头：_____

我这样想是因为：_____

但是：_____

因此：_____

下面是关于这一"备忘录"的例子。

玛莉

苦恼的念头：*我是一个糟糕的母亲。*

我这样想是因为：*我很容易自责，并且我没有安全感。*

但是：*我知道这是孩子的正常行为。*

因此：*我现在可以忽视它，如果事态无法控制，就打电话给他们的爸爸。如果我一直感觉不自信，我就打电话给朋友。*

马丁

苦恼的念头：*我失去了我的朋友。*

我这样想是因为：*我一直在寻找最坏的可能性，并且我感到不自信。*

但是：*保罗可能今天遇事不顺。*

因此：*我会问问他，他怎么样了。*

理查德

苦恼的念头：*我不知道我是否能够应对办公室聚会。*

我这样想是因为：*我失去了社交信心。*

但是：*如果我一直待在家里，我就不会重拾信心。*

因此：*我会去参加聚会，如果有必要的话，就找个借口离开。*

然而，在你还不能熟练地掌握长版中的技能之前，请不要使用简化版的挑战思维训练。这就好像在你知道地形前，不能先抄近路一样。近路可能行得通，但是，你可能会迷路，最后不知道该往哪里走。

练习

现在是你重新评估你的痛苦思维的时侯了。使用这部分结尾处的"日记2"和6个帮助性的问题作为引导。

章节小结

- 我们都会做出错误判断，但如果此类情况发生得太频繁，它可能会给我们带来问题，比如不必要的痛苦或担忧。

- 我们可以学会认识错误判断，并通过对关键性问题的系统研究，训练改正错误判断。

- 通过练习，这一过程可以变得习惯成自然。

日记2：分析偏差思维

监测你的日常感受，在你感觉特别痛苦和特别开心的时候，记录下你此时此刻的心理过程。当你感到痛苦时，请给你的痛苦打分，并试着找到你的思维偏差。然后，看着能否挑战这一令你痛苦的想法。当你完成了一个挑战性陈述之后，重新给你的痛苦打分。这样你就可以看到你的挑战的效果如何。根据下面的痛苦分值尺度表，来给你的痛苦打分。

1	2	3	4	5	6	7	8	9	10

没有痛苦，平静　　　　　　　　　中度痛苦　　　　　　　　　极其痛苦

尽可能在痛苦发生最近的时间记录下细节——过后很容易遗忘！

日期/时间	你的心理活动	痛苦等级	我的思维偏差是什么？	现在我如何重新陈述自己的情况？	重新评估

第三部分：
对关键问题的处理

Working Through

Key Issues

本书的最后一部分主要是处理童年创伤幸存者们的一些关键问题。这与其说是在讨论"要做什么"的问题，不如说是一个关于"应该如何思考"的指导。在第三部分中并不会涉及太多技术，但是，通过对第三部分的阅读，你可以拓宽你的视野。

这一部分中呈现出来的关键点，是在我们的诊所中反复出现的。它们在书中呈现的顺序是从来访者们的反馈中得出的，这样的顺序对他们来说是最舒服的。

第三部分从处理"责备"开始，接着是处理愤怒，因为许多来访者告诉我们，责备是一个主导性事件，在他们的自责感开始转变时，他们会感到愤怒。在处理完了责备和愤怒之后，自然就涉及如何敞开受虐的经历，以及如何处理受虐对各种关系的影响。因此，你会看到后面的章节内容包括：*选择发声或与某人对峙，与家人沟通，向他人打开自己，性难题的应对*。接下来，我们要处理的是，当幸存者们认识到童年创伤对他们的影响后，他们感受到的挫败，他们的自尊与关系问题。在最后一章，我们的重点是向前看、从现在开始如何照顾自己，并如何使疗愈持续发挥作用。

每一章的目的都是帮助你开始思考关键性问题，并且，如果对你来说现在正是合适的时机，那么你现在就可以着手了。大多数章节都有关于继续阅读哪些书籍的建议，如果某一章涉及的内容与你相关，你还可以使用其他心理自助书籍来继续解决你的问题。这些话题需要花一些时间来处理并解决，这里只是给出了一个开始。

14

理解责备

试图理解我们所处的世界，是我们的本能。1997年，戴安娜王妃遇害，民众们想知道"为什么会这样"，以及"如何遇害的"。当我们的夏天开始变得阴雨连绵，我们可能联想到，这是因为全球变暖的原因吗？……是和太阳黑子活动有关吗？……是因为季节变换吗？如果我们被某人伤害，我们同样会寻找原因。人类一直在试图寻找对问题的解答。

然而，如果我们没有全部必需的信息，我们就会得出错误的结论。如果戴安娜王妃之死，我们没有车祸的信息，那么围绕这件事情，外界会有很多谣言和错误的理论产生，都是受本能冲动的驱使在试图理解。现在，当我们遇到一个阴雨连绵的夏天，气象学家可以给我们一个科学的解释，但是，如果没有这些知识，原始人会相信是上帝生气了。如果我们无法获得一件事情的完整图景，即使我们竭尽所能去理解这些事情，但是，结果可能得出十分错误的结论。

孩子们会努力理解为什么某些人会伤害他们，在没有任何人给出解释的情况下，他们常常认为他们就是应该受到责备的。通常，一个孩子的逻辑是："我被伤害了→坏孩子才受到责罚→我一定是个坏孩子→我对此感到自责。"如果有人告诉这个孩子，他需要为虐待负责，他会深信不疑。

许多受虐幸存者都带着沉重的负罪感和内疚感的负担。自责通常意味着有一个旧的信念系统在起作用，我们已经探讨了这一信念系统的弹性有多大，因此这个系统是不容易改变的。自责还会带来其他的感受，比如：羞愧感，它会让一个人自我嫌弃，将他所拥有的关系变坏；罪恶感和害怕自己被发现的恐惧感；深深地认为自己是"坏人"；对自己感到愤怒，这是十分有破坏性的。

我本应该把我的受虐经历告诉别人，但是，我没有，我本应这样做的。我责怪自己，是我让受虐持续了一年的时间。

妈妈说，我的出生让家里蒙羞。我知道那不是我的错，我只是一个因乱伦而出生的孩子，但是，她因此而憎恨我。她如此憎恨我，以至于我开始认为自己是个坏人，我感到羞耻。

没人真正告诉我，我就该被谴责或者那就是我的错误，但是，也没人保护我。父亲为了钱，让他最好的朋友猥亵我，而且母亲知道这件事情。连你的父母都能让这样的事情发生，你就会认为这就是你应该遭受的，如果你应该遭受这些，那么这一定是你自己导致的。

如果因为受虐的经历，你责备自己，这一章将帮助你考虑那些可能的替代办法。

从自责中解脱

从自责中解脱可能看起来是件好事，但是，在进行的过程中你可能会感到困难和痛苦。在你开始挑战这一观念之前，你会对自己的受虐感到自责。想一想摆脱这一观念的结果，我们很容易认识到不再责备自己的好处——不再感到罪咎，不再对自己感到愤怒；不再感到自己与他人有何不同，也不再在道德上谴责自己等等。但是，从自责解脱会产生压力，这是你需要考虑到的。下面是几个两难处境的例子：

一个男人不再感到自己需要为受虐负责，那么他需要接受有其他人要对此负责的事实。这可能意味着要面对令人震惊的真相：他的姨妈虐待了他，但是，他的母亲却对此视而不见。接受这样的事实会让人很痛苦，也很恐惧，它会让人感到背叛了亲人。

一个女人处于一段糟糕的关系中，但是，她不再认为要对自己的受虐经历负责，于是她开始质疑这段关系。当她放下她的无价值感和坏的感觉时，她可能会认为她应该得到更好的结果，她打算不再维持这段存在虐待的关系。她可能最终要面对结束一段旧关系、计划一个新未来的压力。

一个人在过去接受了责备，因此，她也经历了许多痛苦，并且这是一种自我伤害；当她开始意识到她不应该为此负责的时候，可能会产生新的愤怒。当她回顾她的遭遇的时候，她可能不再会抑制强烈的愤怒感，如果在未来的伤害中她需要保护自己，她就得学会处理这些情绪。

一个中年男子自从记事开始就一直自责。他的人生被束缚了，但是，他将这作为"惩罚"的一部分。当他开始以一个新的视角看待这段经历的时候，他开始摆脱自责的感受，于是，他被悲伤深深地裹挟，他感觉白白浪费了自己的生命。

> **练习**
>
> - 想象一下，当你能够从自责中解脱出来，你会如何感受自己、感受你周围的人和你的未来。
> - 试着弄明白这一过程可能带给你的压力。

对摆脱自责的适应需要花一些时间，所以，请在这一章的学习中调整自己的节奏，允许自己有足够的时间来适应它的影响。当你进入重新评估自我的阶段，记得使用我们在第10章中学到的应对策略；滋养你自己，准备好向朋友寻求帮助来处理这些压力。在你开始这项练习之前，先考虑一下，如果你出现痛苦，你会如何做，是比较妥当的：制订一个计划，将你的应对技能派上用场。

理解虐待是如何发生的

美国的一位研究者大卫·芬克霍尔（David Finkelhor）发现，无论是躯体的、性的还是情感的虐待，都有具体的模式。

- 首先，**施虐者**一定有虐待的念头。
- 其次，**施虐者**一定会克服他/她自己对虐待的抑制和禁忌感（inhibitions）。
- 第三，**施虐者**一定会创造让虐待可以发生的机会或者条件。
- 第四，**施虐者**一定会做出实施虐待的选择：也只有施虐者（而不是受虐者）能做决定。

例如：

- 施虐者打算通过虐待获得权力感；或者因为他/她想获得亲密关系，但是对亲密的认识是扭曲的；或者，施虐者打算和被虐待的另一方"合作"。原因可能有许多种。
- 接下来，施虐者可能会克服任何抑制性想法，他让自己相信：孩子们的感受是不重要的；或者，孩子们可以享受性爱；或者，青少年会忘记被虐待的经历。作为一种选择，施虐者可能通过醉酒或者使用药物来克服对于不去施虐的抑制。

- 施虐者可能会通过提供临时照顾幼儿服务来创造施虐的机会，也可能会选择参与一些与儿童相关的工作，或者扶助一个孤独无助的小学生等等。

- 现在，施虐者有很多机会会接触到儿童了，只有他/她（而不是儿童自己）能选择是否对其施虐。

这样一来，*儿童就有了被虐待的风险*。

接下来，施虐者必须克制儿童的抑制和禁忌感，他们往往会通过恐吓、威胁、贿赂或花言巧语的方式达到目的。任何儿童经历了以下这些，都会变得脆弱，从而成为受虐的目标：孤独以及被孤立；感觉不被爱；害怕成年人；或者之前已经遭遇过虐待，导致这看起来就好像"我就注定会遭遇这些"。你可能想知道，是什么环境和经历使你变得特别脆弱。

练习

- 为什么你会变得特别脆弱而易遭虐待？

- 现在，回忆对你施虐的人，或者对你施虐的人之一，请带着以下问题：

  为什么他/她想施虐？

他/她是怎样克制她/他的抑制或禁忌感的？

他/她是怎样创造机会的？

● 请记住：是对你施虐的人让虐待发生的，是他/她而
不是你。

在做这一练习的时候，如果你发现你的观点有所转变，在进入下一章节之前，请给自己一些时间进行适应。

分配责任

由于责任需要被承担，我们不得不假设要有人对其负责。这一部分将帮助你思考关于你的受虐的"责任"。

两位美国心理学家——克里斯汀·帕蒂斯基博士和丹尼斯·格林伯格博士——提醒我们，只有我们考虑到了*所有*对于所发生的事情需要承担责任的人，我们才能下结论。因此，列出一个清单，包括所有参与到你的受虐中的人，他们都扮演着怎样的角色。他们所做的事情是次要的，主要的是，他们的名字需要包括在清单里面。但是，不要包括你的名字在内。

例如：

- 我的老师。（忽略我寻求帮助的恳求）

- 教堂。（让我相信我需要一直顺从大人们）

- 我的父母。（没有好好地调教我的哥哥）

- 我的母亲。（让我很难向她吐露心声）

- 社会服务部门。（没有注意到我家里发生的事情）

- 吉姆，我的哥哥。（强奸了我）

- 吉姆的校友，艾伦。（他知道这件事情，但是，没有作为）

- 吉姆的校友，彼得。（他知道这件事情，但是，没有作为）

- 吉姆的校友，科林。（他知道这件事情，但是，没有作为）

现在，你可以制作你自己的清单了。接下来，给所有的人列出等级，将责任最重大的人或组织放在清单的顶部，责任最轻微的人或组织放在清单底部。这将帮助你将注意力从自己身上移开一段时间。

责任顺序

责任最重大的	1	
	2	
	3	
	4	
	5	
	6	
	7	
	8	
	9	
责任最轻微的	10	

现在，你把所有参与其中的人都考虑了进去，下面你可以决定将自己的名字加到清单里是不是合理的。看一下你完整的清单，思考是不是有必要对自己进行那么多的责备。

与一个受虐的孩子共情（empathizing）

下一步，重审你的自责，包括回顾过去的事件，同时要记住孩子是脆弱的。如果对你来说，认识到自己在受虐的时候有多脆弱是比较困难的，看一看是否能找到那个年纪的照片。只有这样做，你的感受才可能被唤起。如果你无法使用自己的照片，你可以尝试看其他那个年纪孩子的照片，这样会使你想起你自己也曾是个脆弱的小孩。

有这样一项练习可以更进一步帮助你，请试着给一个想象中受虐的孩子写一封信，信中尽量充满同情。这个孩子和你有着共同的经历。

给受虐小孩的一封信：

亲爱的瑞琪：

我知道你的父母告诉你，你是一个"小大人"，你的妈妈希望你能照顾你的小妹妹，但是，你还只是个孩子，你的父母将这样的责任放在你的肩上是不公平的。我能理解你，你一定感受到了责任，感受到了你不得不提前长大，但是，你还是太小了，不应该承受这样的负担。

一开始，老师就说那是你的错，你对你所遭受的虐待保持沉默，也就不足为奇了，于是，现在保持沉默就成了你的责任："做得像个男人！"但是，他和你说的这些是错的。他欺凌、勒索一个孩子，而这个孩子只想做对每件事情。

你遭遇虐待并不是你的错：是老师在选择剥削你，他这样做是错的。你什么都没说，也并不是你的错：你被大人所操控，至少，你的父母从没想听一听你的困扰。那么，你能向谁寻求帮助呢?

所有的这些都不应该在你身上发生。你是一个可爱的孩子，做到了他能做到的最好的程度。你本应该被保护，不受到任何那些你曾遭遇的事情的伤害。如果我可以，我现在会保护你。

练习

- 想象一个小孩，和你受虐时的年纪一样大。如果这样做有困难，看看其他这个年纪孩子的照片，这样做可以帮助你感受一个小孩的心理和他的脆弱。给这个小孩起个名字，想象他/她以和你同样的方式遭遇了虐待。

- 如果你可以，写一封信给那个小孩，解释为什么这是施虐者的责任，而不是这个小孩的责任。让这个小孩知道他/她是无辜的。通过这样做，你可以帮助你自己形成一种对这个小孩非评判式的理解。

- 如果你被不同的人伤害，或者你遭遇了多年的虐待，你可以尝试让自己给不同年纪的"孩子们"写信。作为一个写信的引导，问一问你自己："一个小孩需要听到什么能感觉更好一些?"

- 如果你可以，想象那个小孩就是你，如果这样有帮助的话，给自己写一封信。如果写给自己有些太早，不要着急，当你准备好的时候再回到这项练习。

通过写这封信，你不再继续质疑自责，你还开始安抚一个受伤的小孩。这是康复过程中很重要的一部分。如果在这项练习中，你感到的是痛苦而不是舒适，请记住使用你的应对技能；也要庆幸，自己能和内在的小孩进行连接。

为什么我不应该受到责备

现在，关于责备，你可能会发展出一些新的观念。如果你感觉旧有的信念系统"我应该受到责备"出现了转变，你就可以开始强化你的新信念系统了。首先，回顾一下你可能会为你的虐待而负责的假设，你可以通过观察支持和反对这种信念的证据——就像你在第13章中所做的那样。其次，写下你觉得你应该受到责备的原因，这样可以帮助你更好地理解为什么你会秉持这一信念。接着，尝试采用一个客观的视角，质疑这些论证，列出你不应该受到责备的原因。

这通常是一项很困难的练习，所以，允许自己花一段时间想出质疑性的陈述。在一开始，你可能需要在他人的帮助下，来逐渐瓦解你的自责性观念。

下面是一些例子：

为什么我认为我该受到责备	为什么我不该受到责备
因为是我让他碰我。	我不应该受到责备是因为，我是因为害怕才这样做的，这并不是我想做的事情。
因为我没有和任何人讲这件事情。	我不应该受到责备是因为他威胁我，如果我讲出来,他就会伤害我。

想出一个挑战旧有信念的陈述，能真正地挑战你原有的信念系统。请使用第13章的指导来帮助你自己。例如：

我理解了，我感到我是罪魁祸首的原因是，我一直被告知那是我的错，没人替我反驳。

但是，我意识到了，我不是罪魁祸首，施虐者才是。他是扭曲而病态的，他通过责备我让他自己感到更舒服一些。

因此，我不再为我受到的伤害承担责任，但是，我必须要学会处理因不再自责而带来的愤怒。

受虐的循环

一些童年受虐幸存者还负担了一些额外的负罪感和内疚感，因为，有些时候，在他们受到过虐待之后，他们也虐待过别人，或者他们认为是这样。这可能是在情感上、身体上或性方面对伴侣或对孩子的虐待。这样的虐待可能是由指向错误的愤怒对象所导致，也可能是对情感表达的错误理解，或者对恐惧感的一种攻击性回应。对伤害他人的记忆，可以添加到个人的受虐记忆中，这会导致十分消极的自我意象，以及导致一种强烈的不良感或无价值感，因此，回顾这一经历是很重要的，远比试图忽视它重要。

在我们生命的不同时段，我们有不同的观点和不同的行为。我们可能时常回顾过去，对我们曾经处理问题的方式感到不悦。做个好人并不意味着你从不会做不好的事情：我们都会犯错，我们都会时不时地违反我们自己的行为守则。你需要公平地评判自己。

如果你真的做错了什么，重要的是不要否认它，但是，要理解它为什么会发生，然后决定你是否能够弥补它带来的伤害。认识到你的行动并不是认定你是不好的，或者你是一个"施虐者"；如果你能理解甚至原谅自己，不要害怕你会失去你的标准或原则。通过对自己的理解，你不会说"我做的是没有问题的"，你会认识到你所做的是有问题的。宽恕自己需要对自己有实事求是的评估：认识到你有好的品质，也有不那么好的品质。坦率地说，因为宽恕不只是对自己行为巧言令色的自我安慰和圆滑的自洽。

通过从自己的受虐中康复，你的愤怒、困惑、受伤害和被背叛的感受——这些都可能导致你虐待他人——也会康复，然后你可以开始原谅自己，同时意识到你伤害了别人。

> **练习**
>
> 同样，如果你觉得你虐待了他人，这项写作的练习也可能会有帮助。这项练习是十分充满情感的，因此记得你的应对策略，如果需要，请使用它们。你可以使用以下格式：
>
> 写给被我虐待的某人：
>
> *亲爱的 _____，*
>
>   *我很抱歉对你所做的事情。请理解 _____*
>
> 你可以选择寄出这封信，或者也可以不寄出去。

延展阅读

几乎没有什么书专注于解决"责备"，但是，你可以通过阅读其他受虐幸存者的传记获得帮助，因为这些书可以帮你反思你关于受责备和负责任的观念。

图书市场上有许多自传，下面是几本自传类畅销书：

《我知道囚笼中的鸟儿为什么歌唱》，玛雅·安杰卢（Maya Angelou）（Bantam, 1983; Virago, 1984）

《我父亲的房子》，西尔维亚·弗雷泽（Sylvia Fraser）（Virago, 1989）

《放声哭泣》，杰奎琳·施普林（Jacqueline Spring）（Virago, 1987）

15

愤怒：感受它并解决它

愤怒是关于什么的？

愤怒，和焦虑一样，如果表达得适当会是一件好事。它通常是由我们感受到的不被尊重或沮丧所引起的，同时，它能帮助我们维护和保卫自己。和焦虑一样，愤怒也是由肾上腺素激发的，让我们感觉更"紧张"，当身体准备"战斗或逃跑"时，肾上腺素会更容易被激活。有时候，愤怒很容易被误认为是焦虑。

你们中的一些人在受虐中得以幸存，大概是因为你没有让自己处于愤怒之中；事实上，许多幸存者都不会让他们自己感到愤怒。但是，当你逐渐认识到受虐经历对你的影响的时候，你可能开始逐渐感觉到了愤怒；因为你遭遇了不公平，而你也不应该受到任何责备。除此之外，在你经历愤怒之前会有一个过程，如果你没有感受到愤怒，请不要担心：你不可能强迫自己做出情绪反应，但是，你可以为这些情绪的出现做准备。

和焦虑一样，如果愤怒被隐藏起来、被过度夸大、被误导或被忽略，或者如果由本质上无害的评论或情境引起，可能都会对我们不利。花一些时间想象一下，如果我们忽略或隐藏我们的愤怒，或者如果我们过分轻易地表达它，会发生什么。

通常来讲，压抑或忽视愤怒是无济于事的：我们仍不得不忍受愤怒，愤怒也不会因为被压抑或被忽略而减少。相反，愤怒会被激起，我们不得不处理我们内心因此而增加的压力。这种压力有时会外溢，这样要么我们的愤怒是不被尊重的，要么它指向了错误的对象：我们都对"出气筒"的现象很熟悉——将愤怒指向无辜的对象。类似的是，如果我们太轻易地表达愤怒，如果我们有着"火爆脾气"，我们就会很容易冒犯别人，或令无辜的人疏远我们，特别是那些和我们亲近的人。

因此，学会如何*管理*愤怒，学会如何将它用于有益方面，是件很重要的事情。对愤怒的管理并不是抑制愤怒：而是要学会如何认识愤怒，并用合理的方式将它表达出来。

首先，我们需要能够认识愤怒。愤怒常常和其他与肾上腺素有关的情绪混淆在一起，这并不罕见：特别是恐惧和兴奋。我们已经说过，愤怒的感受和焦虑是很像的，如果你对愤怒感到恐惧，那么就很容易将愤怒和恐惧混淆。许多孩子习得了一种观念：表达愤怒是"错"的，于是他们就会对愤怒感到害怕，害怕如果他们表达了愤怒，就会受到惩罚或者被拒绝。他们从来没有机会学习到愤怒是一种自然的情绪，并且可以用被接受的方式来表达它。

我的胃开始感觉不舒服，于是我想："不，我应付不了。"接着，我很快地躺下来。直到后来我才意识到，我应该是生气了，而且我把愤怒都发泄到了自己身上。

有些时候愤怒会被误当作饥饿。两者都和肾上腺激素有关，对于一些人来说，饥饿是一种更安全、更可控的感觉。

如果有人问我，我会说我是一个平和，容易相处的人。只有在治疗中，我才能意识到我对他人的愤怒，但是，我回避直面这样的愤怒，秘密地把它们"全吃进肚里"。难怪我要和我的体重做斗争。

有些人在经历愤怒的时候会有兴奋感：愤怒和兴奋是相混合的，表达愤怒会使人亢奋。另一些人会感到一种无名之力，有时是在他们的生命中第一次感受到这种情况。这常常出现在对愤怒难以控制的时刻。对愤怒控制有困难的人并不会总是出现愤怒的情绪，在愤怒反复发作的间隙，他们会表现出典型的友好模式。但是，当肾上腺素开始波动时，愤怒会和兴奋感或者力量感混杂在一起，于是，情况就变得比较难以估量，可能还会变糟糕。

我甚至不知道自己的愤怒，但是，我知道我开始变得狠心了，没有什么能伤害我了。我有一种高高在上的感觉，除此之外我再感觉不到别的了。

你没有过我这样的童年，你学会了照顾自己而我没有：我时刻都活得警觉谨慎。我是一根绷紧了的弹簧，没人敢招惹我。这种感觉很好。

理解愤怒

有时候，愤怒的感受似乎是由具体的人或情境引起的。当这些发生时，我们需要问问我们自己：真的是这个人对我无理吗？真的是环境造成的吗？我的愤怒合理吗？

如果你感到不确定，或者你的回答是"不"，你需要探索清楚到底是谁或者是什么引起了你的愤怒，以及愤怒对你到底意味着什么。只有这样你才能找到愤怒感的来源。

有不同类型的愤怒需要我们注意："初级""次级"以及"过去"的愤怒。

初级愤怒

这指的是在当前或过去的事件中完全合理的愤怒。这一愤怒关注于具体事件，不受过去的积怨和未解决的冲突所影响。

他站在那里，骂我是个怪物。他彻底失去了控制。对他的羞辱，我感到愤怒。

那个年轻的女人伤害我的孩子。她在托儿所工作，但是，她明明知道她没有正式的资质。我对她感到很愤怒。

我很努力地为那个项目工作，而我的老板却在没有征询我意见的情况下，就撤销了它。我当然很愤怒。

次级愤怒

这指的是作为防御伤害或恐惧而产生的愤怒。贝克博士在20世纪80年代研究愤怒，他发现有一些愤怒不是初级的，而是对伤害和恐惧的次级感受。愤怒成为我们防御那些感受的保护，保护我们避免遭受进一步的迫害或创伤。例如，一个人可能推理道："在我愤怒的时候，我就感受不到害怕了。"或者："我的愤怒是我的铠甲，因为这样可以使他人不敢靠近我。"或者："如果我不表现出敌意，他人就会占我的便宜，会再次虐待我。"这一类型的愤怒会很快地爆发。它需要我们做一些后撤回来的努力，观察接下来会发生什么。

他只是说对我的一个观点不予认同，但是我却感觉好像他在拒绝我。在认识到这一点之前，我就愤怒地走开了，并告诉他，就当我什么也没说。

当她那样说的时候，我感到自己马上就要发作了，但是我没有那样做。我没有哭。我能感到，我对她的所作所为十分愤怒。

在光天化日之下，他叫我让开路。我担心他会胁迫我。我不能允许这种情况发生，因为如果你表现出一点软弱，你就输了。我感到我的肾上腺素飙升，我打了他。

过去的愤怒

这一类型的愤怒是我们现在所感受到的,但是,它根植于过去。属于过去的愤怒可以被今天的沮丧或冒犯所触发,但是,我们所获得的愤怒,已经和当下受到的触发不成比例。

我看见这个女人在街上打她孩子的耳光。我一直记得我像那个孩子一样大时的遭遇。我真的很愤怒。

我刚开始和这个人交往,他就无意中提到了他的一个前女友。过去也有一个男人总拿我和另一个女人比较,并且玩弄我的感情。去你的吧!这些我已经受够了,所以我决定就此结束这段关系。

使你的愤怒有所指向

认识和表达你的愤怒的感受比否认它们更重要,同样重要的是,你要知道这些感受是指向那些让你士气低落的人,而不是将愤怒指向自己,或者将它指向错误的人。因为一个人而朝另外一个人表达愤怒是再容易不过的事情——找个"出气筒"。这通常会破坏原本良好的人际关系,而错误地表达愤怒的社会代价也是相当高的。

分析和处理你的愤怒

虽然发泄或回避愤怒会让人感觉好一些，但是，如果你这样做了，却没有以一种合理和尊重他人的方式表达，就会破坏你周围的关系和你的自尊。因此，你需要对你的反应进行分析，以确保用一种适当的方式处理愤怒。

在表15.1中有一些例子，这些例子说明了愤怒也会被其他感受阻碍。

表 15.1　愤怒受阻的例子

情境	感受	我的心理活动
看到一个小孩被欺凌。	由愤怒转向惊慌	这激活了我的所有无法面对的痛苦记忆。
我的丈夫带了另外一个女人出去吃饭。	由愤怒转向痛苦	愤怒是错的。如果我感到愤怒，这就证明我是个糟糕的人。我不应该对他感到抓狂——是我的错，他需要与其他女人相处，我太没有吸引力了。
约翰在会议上说了一些种族主义的话。	由愤怒转向尴尬	我不应该在公共场合表达我的愤怒，我大概让大家感到不舒服了。他们现在对我的印象大概很糟。

（续表）

情境	感受	我的心理活动
我发现我所在的学校知道了有学生被虐待的事情，但是却睁一只眼闭一只眼。	愤怒转向*恐惧*	我不应该愤怒，我无法控制这种感觉。如果我控制不了，我会发疯，变得暴力。那么我一定会失去孩子们，甚至被关起来。
一位少年当街恐吓我。	愤怒转向*自大*	我现在不害怕了。我感觉很有力量，好像我不会被伤害一样。我要让他瞧瞧我的厉害。

练习

- 当你愤怒的时候，你需要尽量评估情况，并问问自己这愤怒是关于什么的。第13章中介绍的记录情绪和想法的方法会帮到你。

- 如果你无法立即"解除"情绪，尽量尽快检查它们。

- 你越理解你的愤怒，你就越能管理它。

你可以用不同的方式对此提出分析，选择任何一个在那时对你最有用的方式。你可以继续记录"我做过什么""这是怎样帮到我的"，这样你就能够更好地分析处理愤怒的方式。例如表15.1中的前两个例子，可以按下面的方式来记录：

我做过什么	获得帮助的效果如何
我感到惊慌，因为我感觉我无法应对那些记忆，我回到了车上，开回了家。	最初，我感到放松，但是记忆挥之不去，于是，我更害怕出去了。因此，我认为这没什么帮助。
我感到十分痛心，而且自己是没有吸引力的，因此我什么也不会和我的丈夫说，表现得就好像这对我不存在一样。	在接下来的几天，我感觉越来越糟糕，我变得抑郁极了。假装不生气，让我很痛苦。

　　或者，你选择问不同的问题，比如"我心里是怎么想的""现在，我会如何看待这一情境"。表15.1中的陈述表述了思维偏差，这些你在第13章中遇到过，你会发现，弄明白你的自动化思维是什么，会是件有帮助的事情。那么你可以用在第13章中学到的6个问题来探索你的心理活动。

我心里是怎么想的?	我的思维偏差在哪里?	现在我如何看待这一情境?
我不应该在公众场合表现我的愤怒，我大概使大家感到不舒服了。他们现在对我的印象大概很糟。	直接跳到结论:"读心术"	约翰说的这些让人难以接受，得有人出来澄清。我是有理由感受并表达愤怒的，我大概也表达了其他人的心声。感到尴尬的应该是约翰。

（续表）

我心里是怎么想的？	我的思维偏差在哪里？	现在我如何看待这一情境？
我不应该愤怒，我无法控制这种感觉。如果我控制住不了，我会发疯，变得暴力。那么我一定会失去孩子们，甚至被关起来。	灾难化思维	在这样的情况中，我感受到愤怒是很正常的。我可以使自己平静下来，并处理这些感受：尽管我还需要更多的练习。
我现在不害怕了。我感觉很有力量，好像我不会被伤害一样。我要让他瞧瞧我的厉害。	情绪化推理：我感觉有力量	感到愤怒是合理的，但是，力量感就不真实了，并且这会阻碍我以合理的方式处理这一情况。我们有一方会受到伤害，所以，我必须走开，直到我更为平静一些。

练习

找出你记录中的错误判断，然后继续挑战不准确的陈述，以更平衡的回应取代它。

　　通过坚持记录你的愤怒等级，你还可以找出愤怒的模式，这可以帮助你更好地理解愤怒。你还能弄清楚使你变得更为脆弱而感到愤怒的那些时刻、人和情境。例如，一个女人是因为隐藏她的不满而愤怒，而不是因为表达不满之后才爆发愤怒，或者她的愤怒是月经前的反应，或者是因为有人让她难堪，或者是因为她处于被威胁的情境中等等。

理解这些因果关系可以帮助你更好地计划如何管理你的愤怒。上面例子中的女人，可以试着表达她的不满，而不是隐藏它。她如果知道这是月经前的反应，她就能对此安之若素；对于那些让她难堪的人，她可以学着维护自己；她可以学习在特定情境中管理她的恐惧。

感受愤怒

对那些虐待你或者忽视你的人感到愤怒是很自然的事情，但是，通常情况会更复杂一些。你对施虐者会是一种混杂的感受，因为你同他们既分享好的经历，也分享糟糕的经历，或者你觉得你可以"解释"或理解这种虐待或忽视；你可能对自己说"她这样做只是因为她的压力太大了"，或者"他总是醉得不像样子，他并不知道自己在做什么"，或者"那是他表达关心的方式"。然而，对一种行为的理解并不意味着你要接受它，或者要给它找到借口。你仍旧可以感到愤怒。

我知道爸爸压力很大，他要自己抚养三个孩子，我很尊重他的各种努力。但是，我还是很愤怒，他总是喝醉，然后借着鸡毛蒜皮的理由打我们。

你也可能感到麻木而不是愤怒；或者你对愤怒感到很不适应，从而发展出了"关闭"它的方法。记住，不要强迫自己去感受愤怒。但是，如果你感受到了它，那就是时候和它建立连接了，下面的练习可以帮到你。

练习

- 想象你自己是个小孩。试着想象一幅关于你自己的生动的景象，注意你是多么年幼；如果照片有帮助的话，可以使用照片。
- 接着，想一想你遭遇了什么。想一想你被迫使去做的事情。
- 想一想你生命中所失去的东西，所错过的机会，那些不愉快的年代，和你正在努力疗愈自己的今天。
- 你感觉到了什么？

如果你触摸到了自己的愤怒，却发现自己只会对它感到恐惧，那么请使用你的"接地"技能（在第11章中发展的技能）来帮助你控制这一情况。当你有自信来应对愤怒，使自己接纳愤怒，你会发现即使和愤怒长时间相处也不会感到那么恐惧了。

如果你感到非常愤怒，请将它表达出来，你可以和那些你感到亲近的人讨论它，这样他们就会理解你的感受，或者你的行为。你需要为管理你的愤怒提前做好准备，这样你就不会破坏之前形成的关系。

有些时候，发泄愤怒很容易让你感觉舒服。在它被压抑了许多年之后，很容易释放出来。要做好心理准备，这会破坏你的人际关系，和你对自我的评价。

处理愤怒

如果你在愤怒的时候开始密切关注自己的反应，你可能得回答这些问题：

- 你常常会对你的愤怒做些什么？
- 当你愤怒的时候，你会表达它吗？或者你会以其他方式体验它吗？例如恐惧，饥饿，需要喝点酒，需要回避？
- 你的愤怒朝向哪里？朝向施虐者，朝向你自己，或者朝向无辜的人？

过去，回答这些问题是很不容易的：你最有可能产生的，是强烈的逃离那个地方的冲动，或者强烈的喝酒的欲望。但是，当我们事后仔细考虑一番时，我们是可以回答这些问题的。看一看你感觉恐惧的时候，或者饮食过量的时候，或者有想伤害自己的冲动的时候。这些是不是和愤怒相关？

当你可以说出"我是愤怒的"，你就有可能对这种感受做些什么。在第17章（《和你的家人沟通》），你将看到建立自信的技能，这些能帮助你以一种可控而有礼貌的方式来表达你的愤怒。此外，有一些技巧可以帮助你表达不成熟的愤怒，这些不成熟的愤怒会阻碍你建立自信。下面是一些躯体的宣泄行为，包括：

- 用拳头击打枕头。
- 从事一些力量型的运动。
- 撕报纸。
- 在一个没人的地方尖叫。

这些策略可以帮助你将不成熟的感受从你的信念系统中释放出来，而不是将它们压抑下去。但是，你应该努力即刻找到能够让自己放松下来的一些事情去做，这样你才可以适当地使自己平静下来。你可以听音乐，冲个热水澡，尝试媒体娱乐或者做放松练习。接着，你可以决定是否要继续你的愤怒。当你能够处理初始的、不成熟的感受，你就会更容易做出合理表达愤怒的决定。这就是为什么不建议父母们在孩子惹他们生气的时候惩罚孩子，而是让愤怒的峰值过去，再决定如何做，是最合理的。

如果你真的决定要向某个人表达你的愤怒，确定就是这个人，并且能够确保，你这样做是安全的，那么你既可以直接这样做，也有间接的方式，例如：

- 写下你的感受和想法。
- 给让你感到愤怒的人写封信。
- 打一个自信而坚定的电话。
- 进行一次面谈（计划好的）。

间接地表达愤怒

"间接"意味着不和某人面对面地相遇。这可以包括在你心里和让你受委屈的人进行一场"对话"；与朋友进行一场角色扮演；或者写一封信。

间接的方式并不意味着胆小，在某些时候它对你来说是正确的方式。如果直接面对让你感到愤怒的人会威胁到你的安全，这确实是一种正确的方式。

　　写一封信也可以很有效。想一想让你感到愤怒的人——这可能是施虐者或者一个没有保护你的人——写下你认为他/她应该听到的话。

　　这里有一封信，可以作为例子。

亲爱的母亲和父亲：

　　我作为一个30岁的人来写这封信给你们，这些年我经历了许多不愉快，失败的关系和酗酒的问题。我是从去年开始认识到，这些和你们有着怎样的关系。

　　我对你们感到愤怒，因为你们没有好好地保护我，使我遭受了祖父的虐待；对于叔叔的性骚扰，你们也没有保护我；即使你们知道这些伤害都在继续，你们也没有去阻止他们。

　　即使现在，你们还是否认我童年所遭受的事情的严重性，并试图告诉我去原谅和忘记。一切都没有发生改变，我对此也感觉很愤怒。

　　我不知道为什么你们觉得有其他事比照顾你们的孩子更重要。也许你们有你们的解释，但是，对我来说那只是借口，我不想接受。我现在要继续我的生活，如果你们不能支持我，我将离你们而去。

如果你写了一封信，不一定就要把它寄出去。你可以将它藏起来，烧掉，撕碎或者用任何让你感到最舒适的方式去处理。重要的是你向恰当的人表达了你的愤怒。

直接地表达愤怒

有些时候，你会选择直接对激怒你的人表达愤怒。这可能需要好好计划和准备，你将在下一章学习到如何说出来和如何直接面对伤害过你的人，这对你会是有帮助的。因此，如果你考虑对峙，先阅读第16章：这将全面地帮你做更多的计划。考虑你的安全一直是很重要的：不要在可能伤害你的人面前直接与之对峙，这样会很冒险。

如果你因愤怒而与某人对峙，情况并没有像你计划的那样发生，请做以下两件事情：

1 做好突发事件的准备。确保考虑到如果事情发生偏差，你将如何处理。

2 试着关注你的成功，从中学习经验，给自己一些信心尝试有难度的任务。

一旦你表达了你的愤怒，你就将它从你自己或无辜的人身上移开了，试着用一些安抚性的行动来帮助你自己平静下来。自我安抚是管理愤怒中很重要的一部分。

练习

- 不要想当然地认为，当你生气的时候，你还能想出办法来处理你的愤怒：这通常是你最不可能想出任何办法的时候。

- 相反，现在可以思考一些对你奏效的方式，将它们列在你需要时能找到的地方。

延展阅读

下面的书可以给你更多关于有效处理愤怒的观点：

《愤怒之舞》，哈里特·古德－里纳（Harriet Goldhor-Lerner）（Harper-Collins, 1997; Thorsons, 1990）

《管理愤怒》，盖尔·林登菲尔德（Gael Lindenfield）（Thorsons, 1993; audio cassette － Harper Audio, 1998）

《愤怒：被错误理解的情绪》，卡罗尔·塔夫里斯（Carol Tavris）（Touch stone Books, 1989）

16

选择发声或与伤害过你的人对峙（confrontation）

许多受虐儿童都不敢和别人说他们的遭遇，有些孩子向他人披露自己的受虐经历，却发现他们的痛苦经历被极度轻视，或者不被相信。一个孩子感到害怕或不被支持，从而不敢说出自己的经历，是可以理解的。一些幸存者甚至将这样的恐惧带到成人阶段，他们始终觉得说出自己的经历是太危险的事情，于是，只剩下他自己去独自面对虐待或忽视他们的人。

发声

是否讲出你的经历，这是你的选择。不要让任何人迫使你这样做；你需要自己做决定，选择何时发声也由你自己做主。最终，你也可能会决定不公开发声，而是要私下里继续你的康复。为了帮助你做出决定，在这一章中，你可以看到发声的过程是怎样展开的，以及让你认识到发声对你意味着什么。请反思是什么阻碍了你向他人讲述你的受虐经历（过去的和现在

的），并以此为进入本章的起点。一定有一些原因让你不向他
人讲述，例如：

如果我告诉警察，我就不得不进入法律程序，那是我不能
面对的。

如果我告诉我的家人发生了什么，他们会憎恨我。

如果我告诉我的女朋友，她不会相信我。

如果我告诉我的丈夫，他会嫌弃我。

如果我讲述我的受虐经历，我自己将大受刺激。

如果我讲述我的受虐经历，我将让很多人感到痛苦。

我的私人医生不会相信我，因为她和我的家人关系良好。

如果我的爸爸知道了，他会杀了我的叔叔。

我感到太羞耻了。

这可能会失去控制，我最终不得不在法庭上做证。

讲出你的经历，还有一些好的理由。尝试想一想你将从分
享你的经历中获得什么。例如：

如果我告诉我的家人，我就给了他们支持我的机会。

如果我告诉我的女朋友，她将更好地理解我。

如果我告诉我的丈夫，他就能帮我渡过这一难关。

如果我告诉一些人，我就不再感到孤独了。

如果我现在说些什么，我就可以保护其他人。

我觉得保守家庭的秘密太累了，我需要休息。

不讲出来的话，我就是在保护我的施虐者，这使我感觉更糟。

讲出你的受虐经历不应该是一个"全或无"的冒险。不要认为你必须告诉任何人所有事情。对谁说，以及说多少，都是由你自己决定。

即使你决定目前不分享你的过往，也努力想一想你可以吐露心声的人：你可能会选择向你的家人讲述，或者选择社会支持系统，或者选择向你身边的专业人员讲述，比如你的医生，或者警察和老师，或者你在过去曾十分信任的人。尝试整理出你能提出的名字，这取决于你有多信任他们。这样做的原因是，这可以提醒你哪些是你值得吐露心声的人。它也同样可以提醒你，即使我们的朋友值得信任的程度并非都一样，你也仍然可以考虑在分享你的过往之前，评估一下你对这个人的信任度。

决定是否要讲的过程不应该是太匆忙的，这可能要花费很长的时间。当你已经准备好、决定开始讲出来、已经想好要向谁去讲的时候，你要思考如何去做。

准备告诉别人发生了什么

有许多种方式可以告诉别人发生了什么。你可以选择一种间接的方式，例如一封信或者一个电话，或者你感觉面对面地倾诉是最好的。你可能会发现每次只告诉一个人会更容易一些。

发声的对象一定包含他人在内，他们的反应也会各有不同。你吐露心声的对象可能是理解你的，但也可能是拒绝你的、冷酷的、愤怒的、震惊的或者回避的。如果是一个亲密的朋友，或者家庭成员，从支持转向攻击或冷酷，可能会使你更加痛苦。

无论你什么时候开始进行这项有挑战的工作，最好提前做好计划。这看上去可能是老生常谈，但是，我们许多人都没有做好充分准备，结果最终要面对困难。作为打破沉默的第一步，准备如何进行它，写下你的计划，尽可能地具体，要考虑到：

- 谁将参与进来？
- 何时是最恰当的时间？

- 哪里是最合适的地点？

- 你将说些什么？

- 有哪些可能出差错？

- 你对处理这一状况的计划是什么？

想想"你将说些什么"是非常重要的。你最不希望发生的事情是，你在付出了努力、承受了压力之后，感到自己被耗尽，本来应该计划好要说出的东西，却一个字都不想再讲。对于你想说的，你可能会有一个大致的概念，但是，如果你感到紧张，你可能会弄混淆，或很干脆忘记发生了什么。大多数人知道自己要在压力下讲话时，会事先准备一个草稿。伴郎在他兄弟的婚礼上，甚至奥斯卡奖得主都会对他们的发言深思熟虑，直到把每个字都练习到极为熟悉。如果你也能这样做，会很有用。这并不是意味着你要表现得像个演员，但是，你需要对你想要说的东西感到熟悉和适应——这样，即使你感到紧张和有压力，你仍能抓住你想要说的重点。

在想象中演练你要做的事情，也将对你有所帮助。同样，这将使你熟悉你的任务，并降低你的恐惧感。

不要去想可能会出差错的地方：如果你想要进行一些不可

预料的事情，想想最坏的情形总是一个好主意。使用这个办法来建立一个备份计划（如果有必要的话，可能不止一个）。如果你的信息披露进展得顺利，你不需要采取后备计划，那么它是一个额外红利——但是一定要做好准备。

直面

直接与那些伤害或忽视你的人对峙，意味着以自信和坦诚的态度面对他们。这样做的过程中，你要知道自己的立场和你自己的需要。直接面对意味着坦露你曾经遭遇的虐待，你的感受，以及这段经历对你生活的影响，但是，它不意味着你是会有攻击性的或是无礼的。你不需要因为与某人对峙而对其怀有敌意。

同样地，是否对峙，是由你来做决定。一些书或治疗师会告诉你，你需要与你的施虐者对峙，这样才能康复。其实事情并不完全是这样：我们的许多来访者从受虐经历中康复过来，但是并没有与施虐者对峙。因此，如果这件事情对你有利，你可以选择去做。应该去做的原因是因为它会使你受益，而并不是因为你试图伤害或操控他人，即使他是施虐者。

随着"说出来"，你需要看一看对对峙的支持和反对意见。

支持意见，包括例如：

我想保护我的小孩不受虐待。

我有权告诉这个人他是怎样破坏了我的生活。

我希望她知道，我记得她所做的：我不再假装什么都没发生。

反对意见，例如：

我认为他还会使用暴力，这样做会有引发他施暴的危险。

我不知道结果会怎样，那是件令人恐惧的事情。

我冒着全家人联合起来反对我的风险：我还没有准备好接受这些。

在考虑到支持和反对的同时，你还必须想想你的期待是否现实。许多幸存者进入直面的关系中，希望能将事情摆正：一个疏忽的家长能够成为保护性的；姐姐可以和姐夫离婚；表兄可以道歉；你会是被相信的。这些事情也许不都会发生，因此你要检查你的期待，并放下那些不现实的期待。

现实的期待包括：

我能够从我的角度讲述我的故事。

我能够在我的家里指出施虐者是谁。

不可预知的期待包括：

我会被相信。

我的父亲将采取一些行动对抗对我施虐的人。

不现实的期待包括：

我们能够将所发生的事情抛在脑后，就好像我所遭遇的虐待从未发生过。

练习

- 写下你的期待，并用审视的眼光回顾它们，问一问自己，它们是否现实。

- 你可能会发现一些期待是现实的，而另一些是你无法控制的，因此是不可预测的，还有一些是完全不现实的。

- 看一看你的不现实和不可预测的期待。有其他方式可以实现这些期待吗？你会放下一些期待吗？

- 如果你的大多数期待是不现实和不可预测的，请重新考虑对峙：可能现在还不是合适的时候。

- 你始终可以重新制订对峙计划，可以将它推迟。时机不成熟的时候，尝试挑战只会一无所获。

准备对峙

对峙可能引起焦虑，最糟糕的情况是，它会带来失望。我们没有谁能强迫一个人改变他们的观点或行为，而你去与之对峙的人可能会拒绝承认你的立场。记住对峙的要点，如果你决定进行这一过程，你将获益，你将感到事情是向前发展的。

对峙不见得一定是以"面对面"的方式进行；不过，如果你想要与之对峙的人已经过世，或者是难以接近甚至是危险的，你可以选择其他方式进行。

你可能发现的有帮助性的间接的方式包括：

- 写一封信（寄出或者不寄出）。
- 将对峙的陈述进行录音，这样你可以听到自己想说的

> 话。（同样，你可以选择是否将它寄给伤害你的人）
>
> - 在想象中进行对峙。
>
> - 使用电话，而不是面对面的方式。
>
> - 通过第三方传递这一信息。

对峙可能是危险的。你需要考虑你选择与之对峙的人是否是残忍的或者是暴力的。如果你决定与某些伤害你的人对峙，进行"发声"这一步，你需要对可能出现的差错做好特别的准备。虐待你的人曾经能够伤害你，现在仍可能是危险的，所以如果你打算与他正面交锋，要做好确保自己安全的计划。

练习

在准备对峙的过程中，问一问你自己：

- 我想与谁对峙？

- 为什么？

- 我准备说出什么？

- 在哪里以及什么时候（和谁一起）对我是最有利的？

- 最糟糕的情况可能是什么？

- 我该如何应对？

当你完成这些基本事项，与他人一起检验一下你的计划，在想象中做好准备并进行这一过程，这样你会对对峙感到熟悉。如果可能，找一个信得过的人支持你的这项准备。

如果对峙的计划没有如期进行，那就为自己的尝试打气，回顾你已有的成功经验，从中学习。

关于宽恕

在你处理受虐经历的过程中，当你开始感觉能够解决问题的时候，你可能会怀疑你是否需要宽恕对你施虐的人（们）。关于宽恕的观点也是不同的：有些人认为宽恕是康复很必要的一部分，另一些人认为事情没有那么容易被宽恕；一些人认为，宽恕一个施虐者可以帮助自己达到平静，另一些人认为宽恕是让施虐者脱身，会给受虐者制造更多的压力。

你需要想一想宽恕对你意味着什么。如果你真的决定宽恕虐待你的人，要确定这是因为你已经认清楚了施虐者的方方面面，你已经理解了他们的弱点和局限性，你能够共情施虐者，并决定不会通过贬低自己的身份而去宽恕。确定在宽恕的过程中，你不会加强你的责任感或自责感，你不只是简单地试图在条件还未成熟的时候，就通过以宽恕而隐瞒实情的方式解决问题，而你没有"宽恕"只是由于社会或宗教的压力。

宽恕不是"全或无"，它不是一件绝对的事情。你可以宽恕某个人的一些事情，但是，不会宽恕另一些事情。例如，你可能发现，你可以宽恕你的老师没有把你受虐的事情告诉权威人士，但是不能宽恕他对你的无视，就好像你从没告诉过他你的遭遇一样；你可能会宽恕你的母亲对养育职责的疏忽，但是，不能宽恕她在身体和情感上对你的伤害。

练习

- 如果你已经开始考虑宽恕，给自己留出一些时间，这样你可以做得更得当。
- 和某些人聊一聊，写下你的想法，确定你在决定是否宽恕他人时，做出的是一个真实而个人化的选择。

一旦开始考虑宽恕，最重要的一步是你要宽恕曾经遭遇虐待的*自己*。宽恕虐待你的人或者没有保护你的人，并不是*必要*的。你可能达到、也可能无法达到宽恕他人的态度，但是，你仍旧能够和你自己的过去达成和解，并且继续你的生活。

17

和你的家人沟通

　　有一些人可能足够幸运，成长在一个充满支持的家庭中，你可能和家庭成员有着良好的关系。另外一些人则可能在家庭中遭遇虐待，即使长大成人，也仍然可能在处理家庭关系上存在困难。有一些家庭成员可能十几年、几十年如一日地施虐和无礼，而如果你想和你的家人保持交流，我们值得花一些时间学习如何用最好的方式来处理这种有困难的关系。许多幸存者们希望和他们的原生家庭保持某种接触，但是同时也要避免感到恐惧、被贬低或者被利用。

　　很遗憾的是，在彻底地回顾审视之后，你们中的一些人会发现，唯一的处理方式是切断和他们的联系，至少短时间内是这样。这意味着巨大的损失，不只是关于和重要的人之间的真实联系，还包括希望。所以，许多关于家庭的希望，你们从来都没有过，你不得不接受你从没在家里获得过安全和尊重的事实，这是非常困难的。因此，在完成这一节的任务时，你需要记住，你可能要么正在走向和解和更好的关系，要么你可能会走向重大的妥协，要么你会发现自己正准备离开你的家人。

我们的原生家庭遗产

在第4章里，我们了解了信念系统和"精神过滤器"的运行方式。不用说，我们成长的环境，无论是家庭还是社会机构，对我们的影响都是巨大的。我们成长所在的家庭也是我们的习得环境，即使长大成人，我们也会携带着反映出我们家庭影响的信念系统。这些信念系统中，有一些信念是完全无害的，有一些会对我们很有帮助，有一些则十分具有破坏性。最后一种可能成为你成长的障碍，阻碍你自己生活方式的形成。

那些具有破坏性的信念系统，会阻碍你受到尊重、得到保护，或者影响你对自己以及他人的评价。在第13章，我们讨论了尝试"捕捉"无益的信念和自动化思维的好处，这样你可以在适当的时候反省并挑战它们。可以像应用在其他情境中一样，这也可以应用在家庭情境中；但是，你会发现，在家庭中，一针见血地指出伤害你、让你痛苦或恐惧的想法或观念，是更困难的。

出现这种情况的原因是，我们在家庭中发展出来的信念系统可以追溯到很久以前：这些信念系统似乎不能用文字来表达；它们通常是更为"感受性"的或者是"不言而喻"的。更重要的是，这些信念系统可以被很微妙的暗示所引发。

乔伊斯是她家里最大的孩子，她一直承担着照顾她的妹妹们的责任。她尽力做到最好，但是即使这样，她的妈妈还是一直设法让她知道她哪里做得不够好。

成年之后，乔伊斯是一位成功的商业女性，是公认十分能干、自信和意志坚强的经理。每个月，她要驱车200英里去看望她的父母。然而一旦走进家门，她就再无法将自己描述成为坚强的和有胜任能力的：

"她什么都没说，只是一个不赞成的眼神，就会让我的内心崩溃，让我想放弃，藏起来。我感觉自己又回到8岁大的时候，我是那么愚蠢，我总是什么事都做不好。就好像她打翻了装着我的最糟糕感受的瓶子。"

乔伊斯瞬间从自信的商界女强人变成了一句话也说不出来的紧张的孩子。

那是因为，我们的家庭对我们的"内在世界"有着太深的影响，因为，我们从婴儿期就从家庭里习得我们的经验，家庭对我们有着强大的、立竿见影的影响，有时甚至不需要通过语言。如果一个孩子接收到的是积极的信息，这会是一件非常好的事情。那么，回到家庭中，我们可以感受到治愈和支持，同样，也不需要语言。

例如，如果一个家庭传递给孩子这样的信息："你是重要的，我们很爱你，我们会尽全力保护你。"在这样的家庭中，一个人可以随时感受到价值感和安全感，从家的正门走进去，你就能够感到精神振作。相反，如果一个家庭给孩子的信息是："你让我们很失望；我们不相信你；不要设法从我们这里获得支持。"那么在这样的家庭里，一个人可以触及的感受是羞愧、焦虑和不安全感。

如果你要处理你和家庭的关系问题，你必须首先能够意识到，你在家庭之中的脆弱之处。对于乔伊斯来说，那是家人对她的批评性看法；对于一些人来说，可能是对他们外表的吹毛求疵；对于另外一些人来说，可能是在对话中，他们的观点永远无法获得认可。像之前谈到过的一样，自我审视（self-monitoring）可以帮你应对这些问题。

我的感受	是什么引发了这一感受
没用的，愚蠢的	她瞪了我一眼后，我一个字也说不出来了，好像我真的很愚蠢。
不重要的	爸爸不停地发表他的意见，从来不问一问我在想什么，我的感受怎么样。如果我试图说些什么，他都是不予理会的。
羞愧	她一开口就说"你好肥"。

练习

当你和你的家人在一起的时候，试着审视自己的感受。

有时候，仅仅是初步体察这个过程，就可以帮助你处理伤害。通过后退一步，保持一段距离，你也许就会不再被这些经历所刺痛了。然而，如果这还不够，你就需要考虑如何与家人沟通你感受到的痛楚，并维护你的正当需求，这样你才能在家庭中保持你人格的完整性。这可以从建立一些基本规则开始。

建立基本规则

在这一部分里，你将有机会思考，将来你想或者需要从你的家庭里获得什么。遗憾的是，他们可能不愿意或者无法满足你的需要；但最起码的是，你尊重了自己的需求。还是和之前一样，由你来选择是否保持原有的关系，或者，打破这种关系。

一个人在家庭中的需要可能包括：

- 我需要安全感和被爱。
- 我需要独立性。
- 我需要在我自己的家中觉得舒适。
- 我需要知道我的孩子们是安全的。

你建立基本规则的目的是，使你的需要被完全实现；但是，在其他规则方面将有一些妥协。例如：

我可以在父亲不喝醉时照顾他：这样至少我会是安全的。

我可以回家，除了假期：我要去度假。

我可以见我的哥哥，但是，我不会让他来我家里，这样我就不会感到不舒服。

我会让我的姨妈拜访我，但是，我不会让她单独和我的孩子们在一起，这样，孩子们就会是安全的。

练习

- 以列出你的需要清单的方式作为开始。

- 然后，回顾你列出的需要清单，想一想你可以做什么，确定清单上的需要都会被满足。

- 这些清单上的要点就构成了你处理和家人关系的基本规则。

事情很有可能是这样的，当你写下你的基本规则的时候，你可能会想："是的，但是……我不能留下我母亲一个人来应对我的爸爸……我从来都无法和我的父亲解释，我度假的时候不想和他一起……我不知道该如何告诉我妈妈，我不想让她的儿子在我家里……我不能剥夺孩子们去看他们表兄的机会……"当我们开始尝试一些新事物时，这种"是的，但是"常常发生；它们会使我们做事不至于那么草率。但是，你需要捕捉到这些想法，分析它们，如果你在做正确的事情，就像对待其他毫无帮助的想法一样挑战它们。

另一个阻碍你维护自我需求的是奥普拉·温弗瑞（Oprah Winfrey）所说的"取悦障碍"（the disease to please）。她谈到，将别人的需求放在第一位，有时需要我们付出很大的代价。如果我们一味满足他人的需要，而忽视我们自己的需要，我们将会耗竭；我们会变得充满愤恨，当然，我们的需要也不会被他人所满足。

一些常见的不能维护自己的原因是：

- 人们会不喜欢我。
- 我会被拒绝。
- 我不想应对我的负罪感。
- 我会被拿来和我的姐姐做（负面的）对比。
- 我不应该表达我的需要：我不配这样做。

练习

- 想象一个你维护自己的情境，你在说："这是我需要的。"
- 然后，你有什么不适的感受？
- 在感受不适的时候，你内心有什么样的想法？
- 这将让你了解到你不得不面对的障碍。

为了使你执行你的基本规则更容易一些，有一些步骤你可以遵循，这样可以你会更加自信。

自我维护

你不必担心维护自己就意味着敌意和冷酷——事实并非如此，那是有攻击性的人，而不是有自信的人，有攻击性的人只考虑个人的需求或欲望，而不尊重他人的权利。你应该已经从对你施虐的人那里体会过这一点。自信的人会尊重他人的权利，同时也会把他/她自己的权利放在心上。自信意味着，可以不用攻击性、被动性或者操控性的方式，与他人交流你的需要。如果你尊重你自己，同时也尊重他人，那么你是自信的。如果你想学习和他人的相处之道，这是一个重要的平衡。如果没有这种平衡，你将被欺凌，或者你将成为欺凌别人的人。

虽然，做到自信的第一步是自我指示："我需要什么或者我想要什么？"但是，第二步是要更慎重的："这是合理的吗？这是可以做的吗？这是公平的吗？"接着，你可以继续形成一个合理的命题，它反映出你的需要和他人权利之间的平衡。最终，通常会达成折中。

例如，达娜决定不再拜访她的父母。她曾在父母那里遭遇虐待，因此，回到家里会让她感到痛苦。接下来，她开始思考不再回家可能会有什么结果。如果再也不回去，她将让父母失望，也可能再见不到她的弟弟们，而她的弟弟们放假期间都生活在家里。因此，她做出了折中的考虑，决定只有在她的弟弟们在父母那里的时候才回父母家，其他的邀请她一概拒绝。

和对峙一样，自我维护并不一定是面对面的互动。你可以通过一封信来维护自己，或者通过电话，或者通过第三方。达娜没有想与她的父母面对面地对峙，也没有通过电话沟通这件事情，因为她确定，他们并不会听她的，因此，她写了一封信来解释：

虽然你们常常邀请我回家，也许你们甚至觉得拜访你们对我来说是快乐的事情。我写这些是希望你们知道，回到家里，那个我曾遭受虐待的地方，太让我痛苦了。对此，我想了很多，我决定我将减少回家的频率，只有大卫和约翰在家的时候，我才回去。我希望你们能够理解并尊重我的意愿，这样我们可以找到看望彼此但又不会让我太痛苦的方式。如果你们不把我的痛苦当回事，也并不准备在我选择回去的时候待见我，我可以安排在其他的地方见我的弟弟。

通过这种方式，达娜表达了自己的需要，也平衡了父母的意愿和弟弟的需要之间的关系，并向父母提出了建议让他们考虑。她还加上了一句话，解释了她的感受，让她的父母知道如果她的意愿得不到尊重，她会怎么做。这最后一步是有帮助性的，强调了达娜的真实态度。这不是通过一种威胁来操纵她的家庭，相反，这样真诚的陈述给出了另一种处理问题的方式。

一旦当我们对他人做出了自我立场维护的陈述，我们就向他人交出了这一项控制权：我们无法控制他人的回应。达娜无法确定她的父母是否会接受她的提议；她只能提出一种观点，并制订一个应变计划。如果我们幸运，我们的主张是会被考虑的，我们能够提出让大家都接受的建议。如果我们没那么幸运，我们可能要面对反对和控制，我们需要对此做好准备。

练习

在自我维护的过程中，你需要完成四个步骤：

1 决定你想要的或需要的是什么。

2 决定什么是合理的和公平的。

3 形成一个合理的提议——可以表现为一种折中。

4 陈述一下你的提议，即使它没得到应有的支持和考虑。

自我维护是一项复杂的社交技能，不是一夜之间就能形成的。如果你想维护自己，你就真的需要通过上述练习的1—4

步来完成基础工作。你可能也会发现你需要演练如何进行自我维护，可以通过和一个朋友或者在镜子前面演练，这样你可以感受更多的自信。

管理反对和控制

任何为自我维护而抗争的人都会一次又一次地遇到反对，你要对此做好准备。这在家庭之中和家庭之外都会发生，但是，家庭成员往往非常善于让那些挑战家庭稳定的努力付诸东流。这并不是说你只能等着被反对和控制，但是，你应该对此做好准备。

一些反对是非常直接的，向你传递出清晰的信息，那就是你既不被相信，也不被支持。还有一些反对是更为微妙的，通过情感勒索和改变责备指向的方式，例如：

这会要了你父亲的命——你最好不要告诉他。

你怎么可以这样对待你的家人？你让每个人都很痛苦。

如果你真的关心他／她／我，你就不会这样要求。

这些是你自己招致的：你现在没有权利重新制定规则。

或者只是简单地从一个"在旁人眼里"不赞成的角度进行否定。

为了处理这类反应，你需要坚持你的立场，如果你选择了坚持，你就需要重复你的立场。你需要有保持冷静的能力，因此，在第10章中学习到的压力管理方法在这里是可以用到的。然后，演练你对立场的陈述，直到你发现可以轻松平静地重复它，一遍又一遍重复同样的话，有点儿像一个"复读机"一样。

作为一种选择，你可以接纳这样一个事实：他人是在操控你和不公平地对待你，而你知道你才是有正当立场的一方，这就行了。记住，在你的家庭中（对其他重要的人也是如此）维护自我，这一目标不是通过破坏性的方式来达到的。维护立场的目的不是"压倒对方"；"压倒对方"只是一个"意外收获"。

逐步改变你和家庭成员的关系，要付出巨大的勇气。以你自己的节奏来做这件事情，在必要的时候向你信任的人寻求支持。

自我维护训练和延伸阅读

如果你在努力地进行自我维护练习，既包括在家庭内部的，也包括在家庭以外的，你可以考虑参加一些训练课程；许多当地机构和院校都有类似的课程。你也可以进行更多关于这个主题的阅读。下面是一些特别好的书：

《一个掌握自己权利的女人》，安娜·迪克逊（Ann Dickson）（Quartet Books, 1982）

《维护你自己》，盖尔·林登菲尔德（Gael Lind-enfield）（Thorsons, 1997）

《当我说"不"，我感到内疚》，曼纽尔·史密斯（Man-uel Smith）（Bantam Books, 1975）

关于家庭因素对我们的影响，你可能想了解更多，下面这本书你可能会感兴趣：

《家庭，如何在其中生存》，斯基纳与克利斯（R.Sk-ynner and J.Cleese）（Methuen, 1983; Oxford University Press, 1984）

18

向他人敞开自己

任何在过去曾被伤害的人，或者低自尊的人，在亲近他人或保持亲密关系上都会存在这样那样的问题。如果你从没体验过与他人之间的安全感，特别是缺乏早年"看护人"（"caring"figures）的话，那么你很难建立起对他人的信任。如果你的信息是混杂的，像"如果某些人在意我，他们将会伤害我"或者"如果某些人爱我，他们将以性的方式呈现"此类，那么你在亲密关系中会感到混乱，在未来受到伤害的风险同样也可能提高。

被忽视和被虐待的孩子可能从未被爱抚或以一种关爱、安全的方式被拥抱，他们也无法学会如何回应那些真正温柔的人。对他们来说，即使被温柔对待，可能也会激发起痛苦。

试图保护自己不受他人的伤害是很自然的，避免亲密似乎是实现这一目标的方法。不幸的是，这会给我们自身带来问题。在短期内，避免亲密的友谊，可能让人感觉更安全，但是，我们大多数人会觉得孤独是痛苦的，没有价值的。

一直以来，研究表明那些有良好社会支持的人很少遭遇情绪问题，而那些至少有一段信任关系的人会更好地受到保护。因此，有必要采取措施扩大你的社交范围，并培养亲密的关系，这是值得的，尽管这看起来是有风险的。

到目前为止，我们已经知道了，实现这一目标的第一步，是了解更多关于建立亲密关系的困难——这并不令人惊讶。

对阻碍建立亲密关系的因素加以留意

同样，你可以使用记录表来帮助自己弄清楚，究竟是哪些因素阻碍了你，让你不愿冒险去建立亲密关系。稍后，你可以回顾你的记录，分析你的反应，就像在第13章中所做的那样。

这里的目标是，当你感觉自己要和一个朋友拉远距离或者要结束一段关系的时候，把你的想法和反应都记录下来。你会意识到有时你在退缩时做的是正确的事情，但有时却是基于恐惧或误解，你可能会在你的思考和反应中发现消极的偏见。在这种情况下，你可能没有做对你最有利的事情，因此你需要再考虑一下。

下面是一些关于误解的例子，这些都是可以被挑战、被纠正的。

自动化思维	分析
1 我过去遇到的每个人都曾伤害过我，这个人也一样。我要离他远一些。	我将事情过度泛化了，我陷入了旧有的模式中，只有尽快逃离才会让我感到安全。
2 这个姑娘看起来很喜欢我，然而，那是因为她并不了解真正的我。我不能忍受当她认识到我是一个糟糕的人时带给我的伤害，所以我现在就要远离这段友谊。	我做了最糟糕的预测，并且使用"读心术"。她发现了我值得喜欢的地方，因此，我并不是完全糟糕的。她身上有一些东西也是我不喜欢的，但我还是能和她成为朋友。
3 他让我很难过。他对我做了一件非常糟糕的事情，我不会原谅他的。	我们已经做了一年的朋友，这次可能只是一个意外事件。我想他会有合理的解释的。
4 我对他完全没有感觉。这一定是一段糟糕的关系。	我知道我是在回避我的真实感受。现在就是这样。
5 我很开心被邀请参加聚会，但是，我不能去，因为我不知道该如何表现，也不知道在那样的情境中要说些什么。我是可悲的，我应该待在家里。	我并不可悲，我只是缺少社交技巧并且不自信，因为我没有太多的社会经验。

当你回顾反思你的想法时，你可以找出对你最有利的行动方针是什么，例如：

行动

1 我要冒险一次，继续这段关系，我也知道我随时可以脱离这段关系。它也许最终还是无法成功建立，但是，我给了它一次机会。

2 我要试图把注意力集中在她可能对我喜欢的地方上。我甚至可以问问她那些都是什么。我会提醒自己这段友谊对我多重要。

3 我会让他给我一个解释，如果他的解释合情合理，我会再给他一次机会。当然，我会谨慎一些。

4 我会给这段关系更多时间，这样我可以知道我的真实感受。

5 我可以观察一下其他人怎么做，试着总结一些想法。我要找一本关于社交技能的书来帮助我。我知道这会花费时间，我得循序渐进。

练习

当你做好了准备后，如果有机会建立一段关系的时候，你就可以开始留意和分析你遇到的障碍了。

同样，这一练习使你的状态是可控的，会阻止你产生的那些"自动化思维"起作用，从而避免破坏之前的关系。

建立你的社交技能

从来没有真正走近他人，后果可能是在社交环境中缺乏自信。缺乏社交技能和自信对于发展任何关系都是严重阻碍，更不要说发展一段亲密关系了。通过在社交场合建立自信，学习如何交流，你将更有能力接近他人、和他人建立亲密关系。

你的自我维护技能已经是你社交技能的一部分。如果你感到自信，你可以选择尊重自己的需要，可以选择说"不"，这也意味着你社交能力的增加。因此，前面章节所谈到的在家庭中的自我维护，可以转换成你在社交和工作生活场合的准则。

观察那些你认识的社交技能很熟练的人。你大概会看到他们会与他人有眼神的交流（但是不会太多），他们会欣然微笑（但是不会过多），他们会给予他人问候和赞赏（但是不会太多），他们会称呼对方的名字（但是不会太多）。你将能够复制许多在他人那里看到的社交行为，并可以通过这种方式建立你自己的全套技能。观察他人如何应对困难处境会特别有帮助，然后你自己可以采用这些成功的方法。看一看你能从朋友和陌生人那里，或书中、电视或电影的虚构人物那里学到多少东西。如果你认为你会忘记你观察到的，那么请记录下来。

你也可以请教他人，在某种情况下他们会怎么做。例如，如果一个同事请你和她一起吃饭，而你并不确定她的意图或者不知道如何应对这一情况，问问别人对这件事情的看法。通常，两个人的思路总要好过一个人的。

当你在社交场合中，或者你要和某个特定的人在一起，重要的是你对自己的社交行为感到满意，因此，只要在条件允许的时候就演练一下。在镜子前练习微笑，试着对那些让你感到舒服的人说一些友好的话，或者多去和你的同事们讲这些友好的话，而不是把它们留到特殊的情况下再说。通常情况下，不去先接受最有难度的社交挑战是一个好主意，但是相应地，你要在"安全"的环境里，把使用某些行为和话语变成一种自然而然的习惯，直到你有足够的信心去应对更有挑战性的情况。

练习

如果你认识到你有社交焦虑，那么你可以使用这种技巧来捕捉你的焦虑，分析它们，在相应的地方，挑战它们，就像你在其他困难情境中所做的那样。使用与之前同样的模式，问你自己：

1　"我焦虑的想法或意象是什么？"尽可能细致地描述，使用日记记录会更有帮助。

2　"在我看待事物的方式中是否存在偏见？"在你的观点中找出扭曲和夸张的部分。

3　"是否有证据支持我的想法或意象？"我们的令人不安的想法，有些是准确的，有些是不准确的，还有一些是部分准确的。你的哪些经历或知识和你的不安想法相吻合？

4　"不支持我的想法的证据是什么？"回顾你的经历，列出所有可以用来反驳你初始观点的东西，来平衡步骤3。想一想他人会如何看待这一情况。问自己以下问题：

● 我是否遗漏了很重要的东西？我看到的是全部的事实吗？

● 我是否有些经历与我的苦恼并不相符？

● 如果他人有这样的想法，我将对他们说什么？

● 如果我把这个想法告诉我最好的朋友，他/她会怎么说？

● 当我感觉自己不错的时候，我会如何看待这一情况？

延伸阅读

有一本书能帮你通过认知行为来处理社交焦虑：

《克服害羞和社交焦虑》，吉莉安·巴特勒（Gillian Butler）
（Robinson/New York University Press, 1999）

过度亲密的问题

到目前为止，我们已经讨论了和亲密关系相关的问题，好像问题总是与回避亲密关系有关。但是，对于那些太容易变得过度亲密的人来说，问题同样会出现。过度信任导致的问题，和完全不信任一样多。例如，如果轻易信任他人，我们就会使自己非常容易受到情感剥削和背叛。

许多年之前，萨丽一个朋友都没有。她不想冒着被伤害的风险。在治疗中，她了解到多敞开自己些也许是安全的，这样也会让她感觉自在一些。她发现她很快对她的上司和一个男同事乔敞开了心扉。一开始，乔似乎很支持她，她告诉了乔更多的过往。随着萨丽向乔吐露更多的信息，乔开始迫使萨丽进入一段肉体关系。萨丽意识到事情进展得太快了，她试图后退一些。乔变得很生气，更糟的是，他开始用他知道的关于萨丽的经历来伤害她。他把她称为一个"悲伤的、古怪的，性方面不合群"的人。就像是他知道她最深的不安全感，现在又使用这些来攻击她。太迟了，萨丽意识到她在没有真正了解一个人时，就向这个人吐露了心声。幸运的是，她的上司不是这样的人，他看到她很痛苦的时候，向她提供了真正的支持。

如果你发现你有匆忙进入一段关系的倾向，很容易信任他人，你可以像分析其他行为模式和自动化思维一样，分析这一点。

自动化思维	分析和行动
有朋友的感觉真好。我感觉我有那么多想和她说的。	我理解拥有一段友谊我很兴奋，但是，我应该控制一下距离，直到我更了解她。如果友谊能够进行，即使我不完全向她敞开心扉，友谊也会进行下去。
他十分开放，因此我真的应该告诉他更多关于我自己的事情。	开放是他的选择，我不需要让自己顶着压力来迎合他。我想让事情进展得更慢一些。
这个人与众不同，我能感觉到他很正派，我可以信任他。	我的"感觉"曾经让我失望过。也许我对这个人的感觉不错，但是，我应该给他一些时间让他证明自己。

最后一句关于信任的话，可能看起来是显而易见的，但是，它值得我们重申：信任不是"全有或全无"的事情。虽然它是一段健康关系的基础，但是，它可以以不同程度发生，我们可以改变我们对一个人的信任程度。

如果你认为信任范围是从0%到100%，想一想你会把你的熟人放在什么位置上：

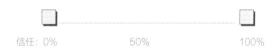

信任：0%　　　　　　　50%　　　　　　　100%

理想的情况是，在这一范围内，你熟人的名字不是集中分布在两端的，说明你没有对他人有过多或过少的投入。除非你有*充足的证据*可以证明，否则完全信任他人或完全不信任他人都是不明智的。

如果在中间区域没有名字，问一问你自己，是否你的观点是"全有或全无"的。如果他们的名字散落在0%的一端，那么你大概是回避亲密关系。如果是散落在100%的一端，那么你大概是过度亲密的。

如果你做这个练习有一年左右的时间，你可以看到一些变化。随着我们对周围的人了解越来越多，我们可以调整我们的观点。例如，一些人看起来十分值得信任，但是可能让你失望。你没有必要将这个人放在0%的地方，但是，你可以将他们放在低分的位置。相应地，一个人在过去没有表现出明显的忠诚，但是，他可能是支持你的，你可以考虑将他们在尺表向上移一些。

总而言之，信任是基于某种程度的事情，是应该持续得到回顾的。

与相爱的人沟通

在20世纪80年代，贝克博士写了一本关于恋爱关系的书，叫作《只有爱是不够的》。他通过这本书告诉我们，良好关系的建立基础不只爱本身；它还需要承诺和维护技能。所有关系中的主要技能就是沟通。

如果你有信任方面的问题，如果你有低自尊的观念，如果你曾被你爱的人伤害，你会发现，现在向一个和你相爱的人敞开自己是件困难的事情。如果你没有学习如何与最亲密的人沟通，你将无法在关系中分享重要的事情。最糟糕的是，你们之间会充满困惑和误解，这些会实实在在地危害你们的关系。

即使在最亲密的关系中，我们也不能指望两个人之间会有"读心术"。我们真的需要能够说些什么来澄清情况，这样误会就不会发展下去。"建立关系"曾被称为是"婚姻走向的引导者"，这告诉我们"倾诉"和"倾听"的能力对一段关系是至关重要的。这应该是显而易见的，但是，你有多少次能说出你真正想表达的呢？或者词不达意，或者没有表达完整，或者如果一个朋友或者伴侣试图提出异议，你就改变了主意？

有时候，我们求助于这些策略，是因为我们没有真正想透是什么在影响我们，我们只是感觉有些不对劲，想要回避它。按直觉行事一定比深思熟虑危险——现在对我们而言，这一定是一个熟悉的主题。这一问题的解决方式是我们在本书中已经提到的，即：

- 密切注意持续发生的事情，无论有多少是你想回避的。
- 捕捉自动化思维或意象。
- 分析它们。
- 把你学到的关于挑战错误观念、管理愤怒和保持自信的方法付诸行动。

这可以使你拥有更开放而公平的关系。尤其是，如果你的亲密的朋友或伴侣也打算看看她或他在你们关系中的自动化反应。如果这段关系对你来说都很重要，那你们俩就更有理由共同关注这段关系中的症结所在。

表18.1列出了可能威胁到一段关系的即时反应（immediate reactions）的几个例子，以及对这种情况的替代性处理方法。

表 18.1　关系中的沟通

感觉	想法	替代选择
嫉妒，这使我担心得要命。	他没有打电话。他食言了，大概是因为他和其他人在外面约会了。	我可能有些反应过度，因为我没有安全感。但我的确并不是那么了解他，所以我也可能是对的。 行动：因此，我要打电话给一个朋友寻求精神上的支持和建议。如果他打来电话，我将告诉他我有多痛苦，这样下一次他就会理解我了。
内心很郁闷，真的感到受伤。	我做了这么多事让她开心，然而她仍没有真心感谢我的意思。我真是不愿想这件事了。	这样的伤害就好像在我是一个孩子的时候，有人告诉我，我不够好一样。现在，我一定不能让同一种东西弄糟了我现在的关系。 行动：我会问问她，她是否感激我的努力，而不是试图"脑补"她的想法。
暴怒	她说她会站在我这一边，而当我向她寻求帮助的时候，她却要我"坚持一下"。这就是我的人生常态。我现在需要帮助，她却袖手旁观。	大概她有合理的理由没能立即过来帮助我。我知道，当我惊慌的时候，我可能有些冲动，因此，我可能期待得有点太多了。 行动：我觉得我应该去拜访并为自己的鲁莽表示歉意，我可以解释一下为什么我会如此抓狂。我会再给她一次机会。

当你经历了亲密关系中的冲突时，请使用这种熟悉的方
式，利用这个机会分析自己身上发生了什么。然后考虑一
下，把事情向前推进的最好办法是什么。

关系的自然发展

关于关系，最后的但最显著的一点是，它们永远是不断变
化的。我们很少能一直保持一段新友谊或者一段亲密关系中的
激动人心。关系的品质随时间而改变，这并不是一种衰退，而
是自然的进展。最初的吸引力可以转变成更有持久性的情感，
激情逐渐地被更深程度的悲悯所替代，我们能够变得更有安全
感，在感情上更亲密。这些改变会让寻求刺激者感到厌烦，也
会吓到那些害怕承诺和亲密感的人。如果你希望你们的关系持
久，你应该找出你们需要解决的所有问题，以此来适应你们关
系品质的变化。例如，当你感到"厌倦"，问一问你自己是否
真的厌倦了——很可能只是你对关系中的安全感和熟悉程度不
习惯，以至于你很难适应。如果你在关系中感到害怕，在你准
备抛下你的伴侣或者亲密的朋友逃跑之前，试着分析一下你们

的关系是怎么样的。

在我们建立一段关系的初始阶段，我们发现另一个人以各种方式吸引着我们。他们拥有吸引我们的许多品质：例如，他们的率真，他们的正直，他们的傻乎乎。当这段关系变得紧张时，这些一模一样的品质会使我们不愉快：率真看起来更像是粗心大意，正直看起来是不近人情的，傻乎乎看起来很幼稚。再说一遍，你需要赶在抨击你们的关系之前就开始反思这一点。

有用的联系方式和延伸阅读

处理一段关系，特别是那些有难度的关系，任务艰巨。如果没有外来的支持，你很难一个人搞定，那就考虑联系心理咨询服务。你也会发现，下面这些书很有帮助：

《只有爱是不够的》，贝克（A. T. Beck）（Harper Collins, 1989; Penguin, 1989）

《亲密之舞》，高德尔·李纳（H.Goldhor Lerner）（HarperCollins, 1990; Thorsons, 1989）

《更好关系的相关指南》，利特温诺夫（S.Litvinoff）（Vermilion, 1992）

《你只是不理解》，坦能（D.Tannen）（Ballantine Books, 1990）

你的伴侣或亲密的朋友可能也会发现下面这些书很有用，因为它们就是为了帮助那些和受虐幸存者们关系亲近的人而写的，来帮助他们理解在康复的过程中会发生什么：

《治愈的同盟》，戴维斯（L.Davis）（Harper&Perennial, 1991）

《共生的痛苦》，吉尔（E.Gil）（Dell Books, 1992）

19

应对性的困难

性的困难很常见，所以，关于这个话题你能找到大量的自助读物，这也是为什么有成为性治疗师的专业人士。如果你确实经历了性的困难，请相信，一定不止你一个人。

一些受虐幸存者们发现，他们进入成人关系之后也会有受虐的情况，包括情感的、身体的或性的。对于局外人来说，这看起来很奇怪，然而来理解这件事情有许多种方法。还有一些人会完全回避性关系，同样也有许多种方法来理解这件事情。

有为数不少的受虐幸存者们，特别是遭遇性虐待的人，由于恐惧和不信任，会完全回避性关系；另外一些人，可能拥有性经历，但是没有愉悦的体验；还有一些人，从来没有学会对性的索取说"不"，他们有性的经历只是为了满足其他人的需要。一些受虐幸存者通过掩盖他们的真实感受来应对性关系中的困难，例如，在性过程中"游离在自己之外"或者假装有愉悦感。一些人在童年获得的亲密或爱意仅存于性接触中，现在他们寻求性伴侣时，多半是不加选择的。另外一些人不能忍受性行为，因为无论是身体上的或者情感上的，对于他们来说都太痛苦了。有些遭遇过性虐待的男人和女人会发现，当他们经历肉体关系的时候，他们的痛苦记忆会排山倒海而来。

有这么多人在性的困境中挣扎，原因之一就是性关系的复杂性。这不止与性有关。我们和性伴侣的关系质量，以及我们对自己和身体的感受，都会影响我们的性关系，同时，我们的心理状态和我们对性的理解，也都会影响我们的性关系。这些方面中的任何一个出现问题，都可能引起性关系中的困难。

了解性和性关系

随着我们的成长，我们开始对性和性关系有更多的理解。孩子们天生的好奇心意味着他们会提问，会探索他们的身体，会和玩伴参与到相互探索之中。这种对知识和理解的自然积累，对于受虐儿童来说通常是被阻断了的。

对性行为的"良好"了解，对于建立良好的性关系并不是必要的：许多年轻的夫妇都是从性的懵懂无知开始，逐渐拥有彼此满足的性关系。但是，对性的误解却可能成为身体关系的主要障碍，至少对性有一个基本的准确理解是有帮助的。

如果你对性感到不自信，不要对自己太苛刻。许多人在学校都没有接受过性教育，他们的父母也从不谈论"小孩从哪里来"。关于性有许多需要学习的东西，那些都是值得了解的部分，书籍可以帮助你快速获得更好的知识。现在市面上有一些很优秀的书籍，我会在本章结尾处向大家推荐。

虽然遭遇性虐待的儿童被过早地带入性的领域，但是，作为成年人，他们可能拥有非常贫瘠的性的知识——它的"生理基础"，一般人会如何反应，一般人会有怎样的需要，怎样是错的，如何克服肉体问题等。这通常是因为，孩子学会了将羞耻和性联系在一起，因此，他们不会像一般小孩一样向父母和玩伴去提问。

好吧，我现在认识到西蒙是一个糟糕的伴侣，但是，我曾经一度很信任他。我告诉他在我还是小孩子的时候，我的表哥对我进行过性骚扰，然而西蒙在遇到性问题的时候竟然期待我见多识广、大胆开放。我感觉自己完全像一个傻子，因为我自己对这些一无所知。在表哥骚扰我的时候，我佯装无知，并且我感到性羞耻而肮脏，我甚至不能阅读学校的生理课本。

遭遇性虐待的儿童可能对性感到特别困惑，因为有一部分人的性虐经历混杂了疼痛和欢愉感。有些时候，躯体上的关注会带来欢愉感，比如一开始的拥抱；有些时候会让自己感到特别快乐；有些时候会是性快感。

我是一个有残疾的孩子，人们不会将感情投注在一个残疾人身上。因此，当我的祖父抚摸我，并且也要我抚摸他的时候，那个感觉好极了。我感觉自己好像是被需要的。当他开始侵犯我，我感觉好像"飘出了自己的身体"，因此，我感受不到疼痛。

在继父对我的虐待中，我是感受不到情感的。他不讲话，他只是抚弄我，并抚弄他自己，直到一切都结束。整个的经过是禽兽般的，当我突然有了异样的感受，我十分憎恶它。现在我知道这是性高潮，但是，当我还是一个孩子的时候，我只知道如果我等待的时间足够长，就会有美妙的感觉。我很憎恨他，但是，我开始渴望这种感受。

我们的身体对性的反应就好像写好的程序。就好像当我们的喉咙或鼻子感觉到不舒服时，我们的"程序"会咳嗽或者打喷嚏，人们的身体对性的刺激也会有相应的反应。当你是个孩子时，如果你曾经历手淫或性交，并且获得性高潮，你并非是早熟的、肮脏的、奇怪的，你也不需要为自己被虐待承担责任；你的身体只是以这样的方式反应，我们的身体都被设计成了这样的反应程序。

在一段童年的虐待关系中体验过欢愉感的成年人，会出现各种各样的关系问题。例如，他们可能寻找虐待关系，试图重新获得和伤害相关的欢愉感，或者作为成人，他们可能感受到巨大的负罪感，在承认和伴侣之间的欢愉感方面有很大的困难，因为这其中混杂了一些羞愧。

尽管受虐关系中的幸存者们可能要经历痛苦和挣扎，但是他们可以改变性关系的质量，并学会对身体接触感到自在。你并不需要一个性伴侣来开始这项改变，因为你可以从阅读和计划中获得很多，并开始享受你自己的身体。然而，如果你有性伴侣，你和这个人之间的关系质量将影响着你的康复。

与性伴侣的关系

像我们在前一章中看到的，关系是需要维护和处理的。这对我们的性关系来说，尤为如此。信任也更重要。性的信任在与他人建立一段良好的身体关系中是至关重要的，因此，你需要考虑什么能帮助你开始信任自己的伴侣。就好像你在考虑改善你与家人之间关系的基本规则那样，去考虑在改善你的性关系上需要哪些基本规则。从反思你的需求开始，然后找出可以帮你和对方相处的基本规则。例如，

我的需求：

- 我需要感受被爱。
- 我需要感受平等地掌控。
- 在床上我需要感觉舒服。
- 一旦我开始觉得不舒服，我需要感觉到停止性行为是可以的。
- 我需要感觉到没有插入式的性行为是可以的。

和以前一样，你的一些基本规则将以完全满足你的需求为目的，另一些将达成妥协。

基本规则：

- 我和我的伴侣会彼此给予赞美，我们会说"我爱你"。
- 我和我的伴侣会达成一致，我们任何一方都可以开

始，我们任何一方也都可以停止。

- 如果我只是想睡觉或只想说话或拥抱，我可以说"不"。

- 我们会讨论，在做爱过程中如果我不想继续了我该怎么说，而不会伤害到我的伴侣的感情。

- 我和我的伴侣会交流并尝试其他非插入式的做爱方式。

你的基本规则需要和你的伴侣来分享并讨论，它可能是一个陌生的、并不舒服的步骤。记住，和在其他关系中一样，"讲述和倾听"在你们的性关系中很重要。你需要决定如何以及什么时候和你的伴侣讲，如果你感到紧张，可以事先练习你想说的。同样要记住，和其他关系一样，性关系也有"衰退和涨潮"阶段。会有一个阶段，你们两个感觉彼此更有性吸引力，也会有一个阶段，这些感觉会减少。如果你们对于彼此的性吸引力减退了，这并不意味着你们的关系结束了；你们还会继续彼此相爱和照顾。

任何一段关系都可以从你走近它、研究它中获益，你可以分析其中的阻碍因素，就好像你之前做的那样。你可以使用相似的方式，分析与性有关的压力。例如：

感觉	想法	替代选择
麻木：我在渐渐疏远这段关系	这是伤害！我忍受不了。这是件肮脏的事情。	我想脱离这种关系，是因为他勾起了我对过去受虐经历的回忆。但那不是他的错，我和他的性爱并不肮脏。 行动：但是，我需要解释发生过什么，不然事情会变得更糟。
恐慌和受伤	我做了这么多事来取悦她，而她还想要更多。我真的有些适应不了。	她希望我做更多，可能是因为她很享受我们的性关系。我知道我很容易感觉不舒服，而且我不喜欢她做任何使我心烦意乱的事情。 行动：我们必须就这个问题谈一谈。我要在早上，当我感觉不那么脆弱的时候，问一问她。
狂怒	我正在洗漱，他过来抚摸我。所有男人都一样，他们心里只有这一件事情。这是一种侮辱。	他拥抱我。那可能是充满情感的，我过度的反应是因为我对肢体接触过于敏感。他事实上是一个十分重感情的男人，很尊重我。 行动：我会试着向他解释为什么我的反应会如此强烈。

感受我们自己和我们的身体

在本书的第一部分，我们探讨了曾经遭遇受虐经历的儿童之后可能出现的问题，我们看到，自我意象不佳，甚至不喜欢自己的身体，都是很常见的。这会直接影响一个人对肉体关系的感受方式。在第 12 章中，你读到过提高自我意象的方法，如果自我意象不佳影响了你现在的肉体关系，这一章是值得回顾的。

你过去的受虐经历，特别是性受虐以及他人对你外表的不恭，会使你非常困惑，甚至对自己的身体有十分消极的感受。一些幸存者会为他们的身体感到深深的羞耻，会尽最大努力掩饰他们的外表或者他们的性别。例如，一些人会穿宽松或沉闷的衣服，这样就不会显得有性魅力；然而，另外一些人会穿着十分性感的衣服，因为他们感觉自己是无性的，试图通过穿着获得一个性别身份。一些人为了补偿缺乏吸引力的自我感觉，会仔细地打扮。一些人会用过量的体重掩饰他们的性别，而一些人则用持续节食的方式试图获得具有性吸引力的身体，有一些女人通过挨饿来摆脱乳房和臀部，因为这些会提醒她们的性别。性康复的第一步就是发展出对你的身体更为积极的感受。

练习

- 试图想象一个孩子，从来没有经历过性虐待或身体的折磨。你认为什么能帮助这个孩子发展出对身体的喜欢？

- 那些能够帮助一个孩子学着体验身体的舒适感的事情，和能够帮助你发展出更好关系的事情是一样的。

- 这些可能包括：盛装打扮，学着以自己的外表为荣；接受赞美（这可以是你的关系中的基本规则）；展示身材但不搔首弄姿；锻炼身体，学习享受自己的身体；发现愉悦的感觉：溅水在身上，用柔软的毛巾包裹自己的身体，穿丝绸质地的衣服等。

- 对于那些能帮助你开始喜欢你的身体的事情，记下笔记。例如，在身上涂保护性的油或润肤乳；更关注你的外表；吃健康的食品。

- 最后，不要勤于拿自己去和最有吸引力的男人或女人（比如明星或模特）比较；那样你只能让自己失望。

心理状态和性关系

我们的心理状态对我们性关系的愉悦感影响甚大。这一环节包括许多主题：游离在自我之外、我们的情绪、关于性的谬见。

游离在自我之外

许多小孩应对虐待唯一的办法就是"游离在自我之外"。有一些孩子能够忍受最可怕的肉体虐待，是因为他们具有将自己从现实分离的能力。这是特别有力而有效的一种应对反应，因而受虐幸存者们也常常将这种反应带入成人阶段。在过去，恐惧是触发这种反应的原因，对于成年幸存者来说，性的亲密感或生理本质会让他们觉得是一种威胁。即便是在一种安全的情境下亲密的身体接触，有时候也会引发解离（dissociation）。

试着捕捉、分析和挑战你的恐惧。你也许能够驱散他们中的一部分，你也许会发现自己"游离"的次数在减少。如果第2章中的"游离在自我之外"能够帮助你理解这一过程，请回顾这一部分。去和你的伴侣谈谈，解释在你身上发生了什么，以及为什么会这样。你们两个可能会改变身体亲密接触的方式，这样你就会较少发生解离的情况了。

最后，不要期待你已经用心去做了，"游离在自我之外"就能马上停止了：这些保护性的反应，当我们变得更自信之后，还需要随着时间流逝才会褪去。

情绪

我们都会发现，我们当下的情绪会影响我们对性的兴趣：抑郁、压力和疾病，特别影响我们的情绪。如果你在家庭或者工作中感到压力，如果你生病了或刚刚恢复过来，你的性冲动也将减少。女性的性欲在一个月之内也会发生变化，如果处于更年期，你要密切关注自己的性欲状态变化。

对伴侣的愤怒会对性欲有明显的影响。如果一个人对另外一个人还有未解决的愤怒情绪，不要期待他们能够达成满意的性关系。你需要额外花一些时间来处理这个问题。

关于性的谬见（myth）

这些是关于"老生常谈"的性的传说，经久不衰，但是没有现实依据。我们在这里并不是想去挑战这些传说，只是给它们贴上"谬见"的标签。一些普通的谬见被列在下面，或许，你可以自己挑战一下这些谬见。

关于性的谬见

- 所有身体接触都会导致性的发生。
- 男人们一直渴望性，而且一定时刻准备着性的发生。

如果不是这样，那要么他们自己不行，要么他们的伴侣没有吸引力。

- 做爱，男人必须能够勃起。

- 想要性感，我们必须年轻貌美，并且身姿曼妙（即使我们不年轻了，我们仍要有完美的身体）。

- 好姑娘在结婚之前不发生性关系。

- 好的妻子在结婚后会有大量的性生活。

- 女人必须有性高潮才能享受性爱。

- 伴侣必须一起达到性高潮。

- 好的性爱意味着像过山车一样刺激。

- 性爱在男人射精时结束。

- 女人从不伪装。

- 唤起爱欲而不做爱是件糟糕的事情。

- 说"不"是不能被接受的。

- 同性恋／双性恋是错的。

- 被同性吸引意味着我是同性恋。

如果你把这些谬见拿出来与一个亲密的伙伴探讨，你大概只会遭遇更多的谬见。

在糟糕的性关系中，这些或其他与性有关的谬见通常被拿出来伤害并贬低我们的伴侣。如果你已经解决了这些没意义的谬见，当谬见冲你而来的时候，你就可以更好地保护自己不受伤害。

疼痛的性爱

对于那些在性交过程中被伤害过的人，或者对插入式性爱感到恐惧的人，插入式性爱是极度疼痛的事情。有一些疼痛可能是身体损伤的结果，尽管与家庭医生或妇科医生谈论这些是有困难的，但是如果你认为肉体伤害是疼痛背后的原因，你还是应该做一个身体检查。

一些会引起疼痛的身体状况是很容易被治疗的，比如，女性的盆腔炎或者男性的包皮过紧。这将意味着要探讨一些十分私密的问题，有可能要做一个内部检查，因此，你必须谨慎地选择你的医生，因为你需要能够信任他/她。

另一个对性交疼痛的解释是肌肉的紧张。有一些女性，在性交过程中会出现阴道疼痛，这被叫作阴道痉挛。这是因为阴道附近的肌肉收缩得太紧，导致阴茎的插入是令人痛苦的，甚至是不可能的。即使当一个女人处于被性唤起的状态，紧张也会是一种反射动作，会让阴茎的插入变得困难。虽然润滑剂有时候能够起到一些帮助作用，但重点是学会放松。

性爱治疗师使用的方法首先就是帮助一个人学习如何放松（第10章中有一些关于放松的指导）。阴茎的插入可以逐渐地通过一系列的步骤完成，有一些是伴侣双方共同完成的，有一些是有疼痛经历的一方完成的。通常，这需要一个疗程的治疗，但是，步骤可以简化，下面列出了这些步骤。本章末尾处的一些自助书籍关于这一步骤有更详尽的描述。

个体能做什么

经历疼痛的女性首先要学习的就是放松，在这种情况下，可以使用润滑剂，轻轻地将一根手指放进她的阴道。如果手淫能让这个过程更容易、更欢愉一些，则是一个不错的选择。当她对一根手指感觉舒服了，可以放入第二根，或者第三根手指。目的是让女性能够保持放松，阴道有插入感时可以感受到欢愉。

作为伴侣能做什么

伴侣双方一起，向逐渐达到愉悦性插入努力，但是，良好的沟通和彼此相爱的性关系是至关重要的前提。第一步，伴侣双方避免生殖器的插入，相反，他们专注于不依靠生殖器接触而可以彼此带来的欢愉感。对于一些人来说，这可能是第一次体验到和性无关的亲密感，有许多人，当他们学习如何用一种身体上的、但不含性的方式便彼此愉悦时，他们发现了一个获得愉悦感的新方式。

当伴侣双方对这一程度的身体接触都感到满意时，他们可以继续第二步，开始以一种性的方式彼此爱抚，但是，不伴随插入。同样地，伴侣双方学会了如何拥有一种放松的、使人满足的性关系，这段性关系不是必须伴随着插入式性交。

第一步和第二步都是在鼓励伴侣双方能够更有创造性，能有更多前戏。前戏对于一段放松的性关系来说是至关重要的，也是第三步的必要前奏。

在第三步，当伴侣双方都感觉准备好了，足够放松了，他们可以尝试插入。同样地，这需要一个温柔渐进的过程，这样疼痛就可以避免。

最后，插入可以有许多种姿势，有些比另一些更舒服，这一认识也很有用。通常，尝试不同的姿势可以减轻不舒适感。

未来的性爱

从现在开始，你需要优先考虑和表达你对性的需求。这可能让人感到恐惧。你可能害怕失去你的伴侣，你可能害怕性唤起的感受，你可能会担心你在性方面失败。但是，为了学习享受性给你带来的愉悦，你需要在一个安全的性爱基础上进行重建。

每个人的起点都会不同。一些人会以学习获得身体愉悦感开始，比如使用润体乳和润体油。另一些人能够通过阅读或者观看性爱资料和手淫的方式使自己获得性欢愉。一个人可以学会无论有没有伴侣，都能获得身体愉悦感。

有伴侣的人可以让伴侣参与到自信的建立中来，通过牵手、拥抱和其他没有威胁性的动作进行。你确实需要说清楚，哪些行为不会威胁到你，在那里设置你的界限。如果你需要对性说"不"，那就说"不"。如果你不设定界限，你就永远无法在具有充分安全感的前提下去探索你的性爱。

随着时间的推移，当你的性自信逐渐增长，你能进行的性活动也会增多。但是，你要允许自己以自己的节奏进行。

有用的联系方式和延伸阅读

那些需要在改善性关系方面需要额外帮助的情侣们，可以联系当地的相关机构咨询服务，来获得引导。

你会发现下面的书也很有帮助：

《镜子中》，迪克森（A. Dickson）（Quartet Books, 1985）

《恋爱关系中的性爱指南》，利特温诺夫（S. Litvinoff）（Vermilion, 1992）

《乱伦和性》，莫尔茨和霍尔曼（W. Maltz and B. Holman）（Lexington Books, 1987）

《男人的性快感》，亚夫和芬威克（M. Yaffe and E. Fenwick）（Dorling Kindersley, 1986）

《女人的性快感》，亚夫和芬威克（M. Yaffe and E. Fenwick）（Dorling Kindersley, 1986）

《男人与性》，齐尔伯格德（B. Zilbergeld，Bantam Books）（1999; Harper Collins, 1993）

20

对失去的反思

那些不得不过早长大的孩子，或者那些不得不保守自己家庭可耻秘密的孩子，或者那些学会了不喜欢自己，以至于没有朋友的孩子，他们失去了童年的重要部分。他们没有经历完整的童年的自由和无拘无束，也没有经历过童年的安全，而这些都为学习、探索和成长为一个自信的成年人提供了一个安全的基础。那些遭遇父母虐待的孩子们失去了良好的照养：他们与父母之间没有信任的安全关系，这一安全关系能够帮助孩子学习社交信心和自力更生。

当你回顾你过去的经历时，你可能会发现自己在反思那些你已经失去或错过的东西，你可能会发现自己对此感到非常难过。这样的感觉是完全正常的——悲伤通常是恢复过程的一部分。你可能会继续悲伤一段时间，特别是如果你逐渐回忆起你已经失去的东西。

悲伤的过程

　　悲伤通常是痛苦的，因为它意味着接受事实，接受那些和你的心愿背道而驰的东西，而且你想要的可能永远都不会实现。你可能会有一段时间感到更沮丧或更激动，因此当你经历这一阶段的恢复时，需要更多的支持。再一次，运用你的应对技巧，试着在这个阶段滋养自己。自我滋养在经历悲伤的过程中尤为重要。

　　你的失落将会反映出过去曾经失去的和现在必须放弃的。由于你的受虐待经历，童年的某些方面可能被否认。例如，你可能被剥夺了信任和安全感、自我价值感，以及你和其他孩子理应被一视同仁的感觉。你的一些损失和现在必须放弃的东西有关。你可能需要对那些从未真正存在过的人说"再见"，并为你的损失而悲伤——例如，缺失了一位*善待你的母亲*，*保护你的父亲*，你从未有过的、永远也不会拥有的*爱你的妹妹*。有时候，一些关键性的关系会随着时间的推移而改善，但是你可能会发现，你必须放弃他们将会为你而存在的念头。

　　你可能曾经希望，有一天你会理解为什么自己会遭遇受虐或不被保护；但是，那个始作俑者可能已经不在人世或者拒绝和你交流，这样你就不得不放弃获得一个解释的希望，一个关于"为什么"的回答。在某些时候，你必须接受你将永远不知道真相的这个事实，你必须停止找寻。

练习

- 花一些时间来思考，列出你过去曾经失去的和你现在必须放弃的。

- 如果你之前没这样做过，你现在唯一能做的，也许只有开始一段悲伤的过程。

悲伤不仅仅是一种难过的感觉。事实上，它不只是一种单一的感觉，而是一系列的情感，可能会叠加，完成这一系列情感可能需要一段时间。通常，有一段时间会感觉麻木；然后有一段时间，是陷入对失去的渴望之中，这可能会占据你的专注力，阻碍其他事情的发展。一些人在想到他们的损失的时候会变得非常*愤怒*；另一种常见的感觉是*负罪感*，要么是因为愤怒让他们感到有罪，要么是因为他们觉得要对损失负责任。

如果你分析了目前的状况，以及原因，你就可以更好地评估它，并让自己从自己所处的这个阶段走出来。同样地，你可以使用前面已经熟悉的方法来捕捉你的感受和想法，然后将它作为基础，来理解将发生什么，可能性在哪里，对你来说下一步的最佳选择是什么。

感觉	想法	解释和行动
紧张，有压力	我无法停止某些东西在脑海中的翻涌：我是要失控了吗？	这是我过去要做的事情的一部分。如果我忽略伤害，我就不会悲伤，并会将它抛在脑后。 行动：我将给自己更多时间，并且我将不再担心对过去有这么多的反思。如果我感觉自己被困住了，我将去和我的医生谈一谈。
气愤，怒不可遏	如果她不这么喜新厌旧的话，我们本来可以有一段正常的关系，一段不错的关系。	毫无疑问，我很生气。我经历的所有痛苦都是可以避免的，我们的关系被浪费了。 行动：我要把我的感受都写在一封信里。尽管我不一定会把它寄出去。
负罪感	我应该做更多的事情来帮助自己。我浪费了很多机会。	我那时只是一个少年，害怕所有的人和事。我事无巨细地认真，只是为了避免动辄得咎。 行动：我不再对自己这么苛刻。我要把旧时的照片拿出来提醒一下自己，我那时实在是太小了。

随着时间的流逝，强烈的痛苦将会消退，但你可能总有一种失落的感觉——这是很自然的。宁可向前看，接受这种失去的感觉，也不要停留在不切实际的希望中。不要总是停在过去，而是要试着处理它并继续向前走。

哭泣

作为一个孩子，你可能学会了不要哭泣，当你成人，你可能已经失去了哭泣的能力。关于哭泣，许多人学到的规则是"哭泣意味着脆弱"，或者，我们对流泪形成了自己的信念，比如：

> 如果我开始哭泣，我将永远也停不下来。
> 如果我开始哭泣，我将对我的情绪失去控制。
> 哭泣使我软弱。
> 如果我不哭，我就不会感到痛苦。

在你还是小孩子的时候，这些信念中的一部分，可能是正确的。比如，一个曾经遭遇受虐的小孩可能会发现，哭泣会使施虐者更加残暴；或者，情感上的分离确实会使痛苦暂时停止一段时间。然而，在成人阶段，这些信念会阻止我们以一种自然而然的方式表达我们的痛苦和悲伤。

练习

- 花一些时间来思考你对哭泣的信念，问问你自己，作为一个成年人，对你来说它们是否仍然是正确的。
- 问问你自己是否有一些关于哭泣的信念，而这些信念实际上阻碍了你的治愈。

你不能强迫自己流泪或者不流泪，因此，让哭泣自然发生就好。如果你发现，作为一个成年人的你开始哭泣，不要对眼泪感到害怕或者轻蔑它。记住：

- 哭泣是对悲伤和失去最自然的反应。
- 通常来讲，哭出来要比克制这种感受更好。
- 隐藏悲伤会形成一个"蓄水池"，因此，当你开始哭泣，你会发现有比你想象的多得多的眼泪；这会让你有一种"被淹没"的感觉，但是，并不会超出你的承受限度。

弥补损失

童年时期有重大损失或缺乏父母良好的照养，这些事实是你不得不接受的。尽管如此，你仍然可以努力在你的人生中弥补这些缺失。

例如，仔细回顾你的童年。有什么重要的经历没有被想起来？是否有更强烈的安全感？是否有几次真正和平的时候？是否有更多只是为了享受的"游戏时光"？是否有更多的朋友和对自我的敞开？我们永远不可能改写过去，但是，你可以通过致力于你的当下生活来弥补那些你年幼时候错过的东西，这样你会获得更多的安全感，你可以为自己抓住机会，那将是有质量的、和平的享受人生的机会。

如果你被剥夺了父母良好的照养，那么你所缺失的是什么？可能你需要被告知你是独特的，或者被给予安全感，或者需要被人温柔地对待，在你害怕的时候会有退路。也许你需要感到自己被接纳和"足够好"。此外，你可以采取措施来呵护自己，滋养自己，感到自己是独特的，并给自己一种孩子时没有得到过的安慰。

练习

- 花一些时间来思考这个问题，关注你现在可以弥补的
  损失，以及你能做些什么来弥补。
- 问一问："我的童年缺失了什么？"然后尝试用"现
  在我该如何弥补"的回答来平衡它。

把过去放在它该有的位置

这是你该前进的方向。随着你的康复，你最终将达到解决问题的阶段，并继续向前走。随着时间的推移，你可能会发现你的受虐经历依然会在你的脑海中浮现，但它不再会支配和影响你的生活。它将永远是你的历史的一部分，但你可以继续过好你以后的生活。把过去放在它的位置，可以让你自由地专注于你的未来。

延伸阅读

当你进行这部分的康复的时候，你可能会发现阅读下面的书是有帮助的：

《克服抑郁》，保罗·吉尔伯特（Paul Gilbert）（Robinson, 1997; revised edition 2000）

《一个更安全的哭泣的地方》，罗特（B.Roet）（Optima, 1989）

21

从现在开始，照顾自己

与挫折共存

你一定会发现，康复是一个伴随起伏的过程，挫折会发生，它们会令人失望。尽管挫折可能令人沮丧，但它不是"失败"或"终结的开始"——挫折是一种查错机制，从中你可以获得更多信息，关于你需要什么和你的薄弱之处在哪里。事实上，与挫折共存的关键是反思它们并问一问自己："我从中学到了什么？"

此外，挫折并不是"全或无"的事情。从应对微小困难、到努力应对、到陷入困境，最终到面对巨大的挫折或再度复发，有一系列的反应。

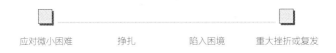

应对微小困难　　　挣扎　　　陷入困境　　重大挫折或复发

即便是重大挫折或者复发，也不意味着你的进展就结束了。我们都能够康复，并从任何一个挫折中都能学到经验。事实上，挫折对我们的进展是有帮助的，因为每一个挫折都为我们提供了机会，让我们可以去更多地理解我们的需要。接着我们就可以分步采取措施保护我们自己。一旦你分析了一个挫折，你就可以制订计划，事后你会如何处理类似的情况，这将让你不那么脆弱。当你经历起伏的时候，请运用你的技能去挑战那些浮现在脑海中的、消极的自动化思维。

我制订了一个健康的饮食计划，持续了五个星期之后，我开始忍不住吃了一些好吃的东西，这样我就不会对我的饮食感到厌倦了。到目前为止一切顺利。你知道，我喜欢巧克力，因此我买了几个我喜欢的牌子的巧克力。这是怎样的错误！我又回到了饮食过量的循环中，然后我感觉很糟糕，继而又开始吃东西。那么，我学到了什么？我仍旧认为让我的饮食更有趣是一个好主意，但对我来说，买一大堆诱人的食物还为时过早。因此，我只是每天买少量的巧克力，并且我会试着改变我的饮食，少吃那些对我来说诱惑太大的食物。

我有几个月的时间情绪特别好，我感觉已经回到了从前的自己。我就不太注意定期服用抗抑郁药了，一开始我觉得没什么问题。后来我注意到抑郁又有反复的趋势。我停止外出，只是待在家里，感觉很恐惧，好像我又要失去我的好情绪了，事情很快变得更糟了。幸运的是，我就一些其他事拜访了我的医生，她马上让我继续足量服用抗抑郁药物。回过头看，对我来说这似乎是一件很愚蠢的事情，因为我知道连续服药才是对的。这是一个很深刻的教训，但下一次，我不能再冒险：如果我一感到抑郁，我就尽快去看我的医生，而不再把自己封闭起来。

几个月来，我没有伤害自己，我觉得我有信心能抵抗这种自伤的冲动了。我打算试探自己。我买了药片和剃须刀片，因为我想证明我能抗拒——我做到了，但只持续了两天。我和我的男朋友因为一些事情发生了争吵。我不知道真的做起来会有这么困难。我变得非常沮丧，自伤的冲动太强而难以抵抗。我有药片和刀片，所以我用了它们。事后我感觉糟糕极了。我感觉我让自己以及所有帮助我、支持我的人失望了，但我决定不再走上原来的老路，所以我决定不会再对自己进行"考验"了，如果我觉得自己很脆弱，在房间里放上药片和刀片就太危险了，所以，下次我感到难过的时候，我会先求助于朋友们。

一些"倒退"是可以预知的，如果你能预见一些危机情境，你可以马上设计你的管理策略。有一个精心准备的管理策略的好处在于，你不必在危机迫在眉睫时才去想解决方案，因为你已经提前准备好了（请看表21.1的三个例子）。你确实需要有备无患，所以要把你的危机解除计划放在你能快速找到的地方：比如在钱包的夹层上，或者在你的私人备忘记事本扉页上。

本书附录里有空白的管理策略表格。

表 21.1 管理策略

1 危机情境	2 想法	3 替代性想法	4 行动
经前紧张综合征	我必须多吃点：我太虚弱了。	这周特别累，因此我感到自己不堪一击。我期待自己会好起来，因为过去我都能应对。	寻求帮助：打电话给苏西。去游泳来分散注意力。吃香蕉来消除暴食的渴望。
帕姆离开了我	我是不值得被爱的，永远也不会被爱了。	帕姆曾说过她确实爱我，但是她也有她自己的问题需要解决。	向朋友寻求帮助并分散注意力。参与更多的社交活动，而不是退缩。
回家探访	我曾遭遇虐待，那是我的错。	我曾遭遇虐待，因为他做了这样的选择：那不是我的错。	尽快离开。直到我感觉更强大的再回来。

（续表）

5 最坏的结果	6 想法	7 替代性想法	8 行动
连续几日的暴食 重了8磅	我会吃到吐：我再也不能控制我的饮食模式了。	即使我遭遇了一个非常困难的时期，它也不会永远持续下去。我还会回到康复之路上，体重会再次减轻的。	如果我能试着放松是最好的，而不是对这件事一直保持紧张。我要重新仔细地安排我的饮食，直到我感到又能控制它。
抑郁	那是真的，我不再被爱了，我将永远痛苦下去。没有什么再值得尝试了。	不论我感觉多么低落，我都已经失去了一个重要的、亲密的朋友。但这和我是否值得被爱无关。	我要确保我的其他社会关系能够继续维持下去，我要写信给帕姆，让她知道，如果她需要我，我一直都在。
抑郁并自伤	我是个怪人/我很糟糕/我永远都不会改变。	我是正常的，我只是遇到了挫折，就像我预想的那样。我认识到我还没有准备好和家人共度时光。我会改变事情的发展方向，我会变得更强大。	我会写信给家里，这样我可以和妈妈以及兄弟们保持联系。但是，我不会回家。这一次，我会把注意力放在那些让我感觉安全和体贴的朋友们身上。

第1列和第2列是你最熟悉的，因为你现在可能已经学会了识别那些危机时刻和情境，以及你在这个时候的自动化思维。你可能已经学会了用一种平衡的、替代性的方法来评估事物，以及用一个行动计划来指导自己前进（第3列和第4列）。然而，为了设计一个完整的管理策略，你现在需要更进一步，首先考虑可能出现的最坏的结果（第5列）和你当时可能有的想法类型（第6列）。然后，你需要退后一步，想出一个更平衡的方法来替代你最糟糕的想法（第7列），同时，和之前一样，遵循这个计划，你可以做些事情来确保你不会回到老路上去（第8列）。这听上去像是工作量很大——它的确也是。但是记住，这些计划可以保护你不再"旧病复发"。

当然，你很可能一次又一次复发——事实上，这几乎是不可避免的。你能做到的最好的事情是，如果复发，问一问你自己：

- 我已经从中学到了什么？
- 将来我要做些什么不同的事情？

通过回答这些问题，你会对自己需要什么、对自己尚有哪些薄弱之处，获得很多有价值的见解，你可以在随后的计划中使用这些信息。

练习

- 使用表21.1的形式帮助自己记录下你的危机情境和应对计划。

- 你大概对让你痛苦的"高风险"情境很熟悉，所以花点时间来一次"头脑风暴"，把它们写下来（第1列），一旦你明确了危机情境，请试着预测一下你的典型消极观念（第2列）。以这些作为基础来计划你将如何挑战它们，并提出替代性看法重新看待这一问题（第3列）。想想你会采取什么行动，你做些什么能让自己感觉更舒服（第4列）。

- 倒退意味着脆弱不堪一击的时刻到来，所以做好最坏的打算（第5—8列），如果事情没有坏到这一步，你可以为此而高兴。

- 考虑一下倒退的最坏结果（第5列）：例如，你可能陷入过量进食，冲动消费或者酗酒之中。如果这些真的发生，预测一下你的消极观念会是什么（第6列），并且，再一次挑战它们（第7列），同时想一想你会使事情如何进展（第8列）。尽管有时可能会很困难，但通过这种方式，你会制定出一种彻底防止复发的计划。

> ● 记录下你的危机情境和应对计划，因为当痛苦袭来
>   时，你会发现你临时想不起来它。随着时间的推移，
>   可以增加对这一计划的补充并修改这一计划。

制订有效的行动计划

你的行动计划通常是你在危机中的主要应对策略。它必须是一种真正的、能代替你的问题行为或问题想法的东西，才能避免你的问题复发。也就是说，你采取的行动必须和你当时的需要相"匹配"。在表21.1中的第一个例子中，这个人的问题是想吃过多的东西，而最能满足这个人需要的解决方法就是吃香蕉（能够快速产生饱腹感且无害），这样就能以一种安全、令人满意的方式消除这种渴望。第二个例子中，这个人的想法可能会使他的抑郁恶化，因此他利用理性的自我对话和分散注意力的方式，来对抗这些想法。第三个例子中，这个人只要回到家里，就会有受到伤害的危险，他的行为就是离开自己原来的家庭。每一个策略都和一种危险情境相匹配。

表21.2中有更多的例子。在这些情境中，你将看到这样两个人，表面上他们有着相同的问题。但是，在每种相同的情况

下，他们对问题的理解是不同的。所以，他们的问题反应背后
是不同的思维模式，或者不同的行为习惯。这意味着，有同样
问题的两个人需要不同的行动计划，来应对各自的情境。

表 21.2　理解问题反应背后的因素

问题反应	对该反应的理解（甲）	对该反应的理解（乙）
在街上感到焦虑	恐怕我要昏倒了。	恐怕大家都在看我，想着我的种种劣迹。
饮食过量	我只是把烦恼抛诸脑后，这招管用。	我感到紧张，这能使我平静下来。
心情每况愈下	听凭自己陷入消极的感觉是我熟悉而且擅长的。这是最简单的选择。	我很孤独，我所能想到的唯一念头，就是一切都是那么黯淡和无望。
饮酒过量	如果我加入推杯换盏，我就会觉得自己很善于交际，显得很合群。	它能帮助我清除悲伤。
自伤	当我伤害自己时，我就不会感到麻木和死亡了：它提醒我，我还活着。	伤害自己会转移我的注意力，使我逃离真正的内心痛苦。
试图自杀	我想获得安宁：我要冒险一试。	我不在意我是活着还是死了：我将生死留给老天去决定吧。

一旦一个人对问题反应有了理解，那么就有可能找到合理的替代性观念和行动，例如，

在街上感到焦虑

在这一情况中，两个人都需要挑战他们的消极观念，但是甲的替代性想法可以直接反驳会在街上昏倒的念头，比如：

我之前这样做也没有昏倒。忧虑使我头昏，所以我会试着让自己平静下来。我不会做过头：我每天都会多花一点时间，直到我恢复信心。

乙需要通过与自己的想法对话来重获自信，比如：

我不会"读心术"，所以我不知道别人对我的真正看法。仅仅因为我主观上有这种感觉，这不是事实：我觉得自己的缺点好像被人看到了，但真相可能并非如此。如果我放松一点，我就不会感到那么难为情。

饮食过量

在这里，甲将通过找到其他分散注意力的方式而获益，而

不是进食：例如，打电话给一个朋友，或者做运动，或者玩电脑游戏。

然而，乙不太可能觉得这有帮助，对于乙来说，更好的策略是找到一个能让自己放松下来的选择：瑜伽，放松练习或者洗个舒服的澡。

心情每况愈下

甲非常脆弱，因为他所熟悉的消极想法又卷土重来了。他需要以换一种思维的方式来应对这些想法；如果他做不到，他就需要让自己的注意力从这些想法上转移开，可能会用到第11章中的一些观点。

然而，乙存在社交回避的问题，所以需要有一个计划来帮助她联系朋友或者和别人交谈。如果朋友们都没有空，她可以使用求助热线；但是，当她感觉状态好一些的时候，她应该开始针对她的社交生活工作做努力，这样她以后就不会如此孤独和脆弱了。

饮酒过量

在这一例子中，甲正在努力显得合群，擅长社交。但是，他可以通过不用饮酒，或饮用低酒精含量的啤酒和葡萄酒的方式融入朋友当中。

相反，乙希望能从她的痛苦中解脱出来。还有其他的方法来达到这个目的，例如，联系一个可以支持她的人，不管是朋友还是专业人士，或者是来自社会上的团体组织。

自伤

在这里，甲正在寻求能让他感觉到活着而不是麻木的方式，所以他可以尝试其他的行为，比如刺激或剧烈的运动。这样的方式却帮不到乙，乙希望能够摆脱内在的痛苦。在这种情况下，更恰当的替代方法可以是自我滋养或者安全的注意力转移技巧，例如，使用心理安抚意象（请回到第11章）。

自我伤害的另一个常见原因是，觉得自己应该受到伤害或惩罚。如果你经历过自伤并且发现它很"有效"，那么试着去想一些不那么真正有害的伤害或惩罚自己的方法。例如，剧烈运动可能是痛苦的，但不会造成伤害，口腔内含冰块或冷水淋浴会造成疼痛而不会造成伤害。或者，自愿做一些不愉快的事情，比如清空垃圾箱或者做一些没有人喜欢的重复性工作，可以代替自我惩罚。理想情况下，当你的自尊成长时，你不会觉得有必要去伤害或惩罚自己，所以这些只是临时的策略。

试图自杀

在这一情况中，毫无疑问两个人最好都去寻求专业帮助，尽管每个人试图自杀的原因不同。甲寻求平静，想从压力和痛苦中解脱出来。他不是真的想死，但是，他到达了一个临界点，如果他能逃脱折磨一段时间，他认为就值得冒险。对他来说，可能有其他的方式获得一些喘息的机会：一些冥想和接地练习（见第11章）可以提供临时的缓解。有时候，这足以度过最艰难的时光。

乙在一个不同的阶段：在生与死之间她很矛盾。因此，她可以准备一项自我伤害预防计划，来提醒自己还值得活着的所有原因（见第12章）。这可能会抑制自杀的紧迫冲动。

这些替代策略旨在消除人们原有的、毫无益处的反应冲动。客观地说，你所使用的平衡思想或安全行为，往往只是上述冲动反应暂时的，而且效果"稍逊"的替代品。它们无法和人们所熟悉的旧有而且有害的反应相"媲美"，而且通常不会立即"奏效"。如果你没有从替代选择中获得快速缓解或立竿见影的安慰，不要感到失望，如果你很难付诸行动，也不要感到惊讶——毕竟，你是在旧的模式中练习的，所以过去的东西肯定会更容易重现。

练习

- 确定你的行动计划是现实可行的，首先，理解问题反
  应对你来说意味着什么，想清楚它的来龙去脉；

- 然后，你可以进行头脑风暴想出合适的解决方案；

- 如果你有朋友可以帮助你，那就太好了，因为朋友们
  通常在问题解决方面很能出其不意。

从忍受挫折中养成一种主动学习的习惯，同时抑制那些在
面对压力事件时没有益处的反应，现在，你能更好地照顾自己
了。这不会自己到来，需要你有备无患。

22

疗愈工作的延续

为将来做准备

你已经来到了本书的尾声，但是，这不意味着你已经完成了疗愈的过程：你的进程还要再继续一段时间。你可能已经准备好将某些问题抛在脑后了，但你可能还想再回顾一下某些话题。

读完这本书，你的生活大概会发生显著的变化吧，你可能会感觉到自己变得强大，比以往能举重若轻了，但是，你还需要继续巩固你的新技能，将新的解决方案付诸行动。这将使你在康复的道路上继续走下去。

现在你已经知道你失去了什么，并为它们感到悲伤，你可能想思考一下你对未来的希望和愿景。你新的雄心壮志是什么？你未来的关系的目标是什么？你需要采取哪些步骤来确保未来的关系不会对你造成伤害，你的雄心也会实现？

你值得全面地考虑一下，你需要做些什么才能保持继续前进的步伐，比只在心里思忖，和为自己做笔记更重要的，就是承诺在你的康复过程中继续努力。你的承诺越具体，你就越有可能把你的治愈任务进行到底。

不要忘记第21章中的复发管理计划。治愈的过程包括了前进和后退，预见这些反复的同时，准备好你的应对计划，这会使你受益，通过这种方式，你可以最大程度地避免让一点小错变成更严重的复发。你也可以根据你的需要来管理你的生活，从而减少复发的可能性。例如，如果你有饮酒的问题，请避免饮用含酒精的饮料；如果你知道孤独能引发抑郁，就让自己参加一些社交活动等。这都是你正在进行的康复的一部分。

独立能力提高

如果你小时候被虐待过，很可能长大以后也对自己的能力缺乏信心，照顾自己的能力很差。这可能是你小时候的情况，但是从那时起到现在，你已经有了很大的变化，你可以开始更依靠你自己，更信任你自己。因此，你可以预见到独立自主能力的增长；但是，记住这是要花费时间的，并且不会一帆风顺。你会发现，坚持写有关你的进步和成就的日志是很有帮助的，这样，如果你感到沮丧的话，你就有了一些可以参考的东西。

有时候变得更加独立会让人感到害怕，也会有一种诱惑，

让你后退一步，放弃掌控自我。而且，有些人第一次尝试掌控
自己的生活时，他们会觉得自己有点过头了。试着找到一种平
衡，使你既可以不断前进，又不至于把别人推到一边。如果保
持平衡很困难的话，试着去理解为什么会这样。比如，你是否
有关于控制的不良信念？诸如此类：

如果我开始控制，别人就会不喜欢我了。

如果我学会了控制，就没人会看到我仍旧需要支持了。

如果我不采取绝对的控制，别人就会趁机占我的便宜。

如果我没有绝对的控制权，我将失控。

如果你能识别出什么是不良反应，你就可以开始修正它。
要习惯问自己"为什么"。当你发现自己在和某件事做斗争的
时候，或者当一个问题看起来特别棘手的时候，试着回到你在
第13章学到的6个问题，如果有必要，使用日记2，这将帮助
你对你面临的处境做一个全面的评估。

前进

当许多来访者来到我们的诊所时，他们称自己为"受害

者"。很多人确实把他们的一生都花在了"受害者"这一身份上，他们有这样的感觉并不奇怪。当他们踏上疗愈之路，无论那将花费多长时间，称他们为"幸存者"都是很妥当的。作为受虐的"幸存者"，他们学到了如何应对创伤，并开始把它留在过去，许多人发现他们都想摆脱这一标签，当提到他们的时候，不是"前受害者"或者"幸存者"，而是有着自己身份的普通人。你可能发现你有同样的感受，毕竟，有更多是你的创伤经历中所没包括的。

康复可能要花上几个月或几年的时间，有些人说，他们觉得好像一生那么长。记住，仅仅通过阅读这本书，你就已经向前迈进了一步，你永远不会再回到"起点"——你已经学到太多东西了。如果你感到沮丧，需要有谁提醒你事情会发生变化，请阅读"露西"在后记中对康复的描述。

有用的帮助方式和延伸阅读

同样要记住的是，如果你觉得过于困难，你没有必要独自一个人进行康复的过程。有能够提供帮助的专业咨询师和治疗师，也有愿意提供帮助的机构。还有其他的书籍也可以帮助你康复，提高你的独立能力。下面是一些有帮助的书。

对受虐幸存者有帮助的书：

《自由自在》，安斯克夫和图恩（C.Ainscough and K.Toon）（Sheldon, 1993; 2000）

《坦白》，贝恩和桑德斯（Q.Bain and M.Sanders）（Virago Upstarts, 1990）

《承受不了的痛苦》，吉尔（E.Gil）（Dell Books, 1983）

《中毒的父母》，福沃德（S.Forward）（Bantam Books, 1990）

《不再成为受害者》，卢（M.Lew）（Perennial Library, 1990）

《克服焦虑》，海伦·肯纳利（Helen Kennerley）（Robinson/New York University Press, 1997）

《克服抑郁》，保罗·吉尔伯特（Paul Gilbert, Robinson）（1997; revised edition 2000）

《克服低自尊》，梅勒妮·芬耐尔（Melanie Fennell）（Robinson/New York University Press, 1999）

《暴食症与暴食》，彼得·库伯（Peter Cooper）（Robinson/New York University Press, 1993）

《克服社交焦虑和害羞》，吉莉安·巴勒特（Gillian Butler）（Robinson/New York University Press, 1999）

大众性认知疗法读本：

《管理你的思维》，巴勒特和霍普（G. Butler and T. Hope）（Oxford University Press, 1996）

《思维控制情绪》，格林伯格和帕蒂斯基（D. Greenberger and Padesky）（Guilford, 1995）

《重新开始你的生活》，杨和克洛斯科（J. Young and J. Klosko）（Plume, 1994）

后　记

有好几年的时间，"露西"一直在奋力克服她过去创伤的记忆和创伤遗留下来的影响。这并不容易，但是，她做到了；她写下了这篇后记作为对他人的勉励。

人们说他们相信我，但是，我不相信他们，就好像我不相信自己一样——但是，现在我相信了。

在康复的过程中，许多陈词滥调涌上心头，像"阳光总在风雨后"和"梦想成真"之类。我以为这些对我永远不会有真实的意义——但是，现在它们确实有意义。

用语言表达我现在的感受是非常困难的，因为它与无尽的黑暗，地狱般的绝望和痛苦的空洞是如此不同，这些曾占据我的内心许多年。我是如此习惯让糟糕的想法和感觉占据了我所有清醒和睡眠的时刻，但是现在，我能够专注于那些原本对我来说陌生的美好之物了。

现在，在经历了看似无穷无尽的噩梦之后，在实现我的人生目标和信念的过程中，幸福、圆满和满足的感觉是伟大的！

这是我无法控制的，我无法做到，我能做到——内心深处的坚定力量在不断地战斗着——并赢得了胜利！

有一天早上，我在半睡半醒中，感觉一切都很好，很好，这更像是逐渐地认识到积极的一面慢慢地克服了消极的一面，直到它变成了一种永恒的精神状态。

　　而不仅仅是存在——我现在活着！我不再是一个空壳，而是活着；这真是太棒了！！！

附　录

　　在这一部分，你将看到几份日记和记录表，这些在书中已经描述过。大体上来讲，人们发现自我监管或使用附录中的记录表，可以帮助他们更快地恢复，因此，我鼓励你使用这些表格。

　　如果你觉得一些格式并不是十分适合你，你可以修改它，这样就会对你更有用。填写完美并不是十分重要的事情，能够收集到信息以帮助你才是重要的：那是自我监管的全部要点所在。

　　如果你认为你需要更多份，在你填写之前多复印几份即可。

日记1

监测你每天的感受，当你感觉特别糟糕和特别好的时候，做下记录。并记录下那一时间发生了什么事情。接着，看一看能否捕捉到在那一时刻你脑子里想了什么和你做了什么，尽可能在离痛苦发生发生最近的时刻记录下细节——过后很容易遗忘！

日期/时间	情绪： 我的感觉如何	环境： 当时发生了什么事情	想法或意象： 我的脑子里想了些什么	行为： 我做了什么

记录表：我是怎样应对痛苦的

监测你每天的痛苦程度变化，把你感觉"特别痛苦"的时刻记录下来。给你的痛苦打一个分数，作为你判断痛苦程度变化的依据。打分的时候请使用下面的痛苦等级分值表。是什么事情导致了你的痛苦？请记下来。你面对痛苦是怎样应对的？也请记下来。然后，请给你感受到的痛苦程度再打一次分，这样就能知道，你应对痛苦的方式效果如何。

1	2	3	4	5	6	7	8	9	10
不痛苦，平静				中度痛苦					极其痛苦

所有打分超过6的情况都要被记录下来。尽可能在离痛苦发生最近的时间记录下细节——过后很容易遗忘！

日期/时间	给痛苦打分	当时发生了什么事情	对痛苦我做出了什么反应	重新给痛苦打分

日记2：分析偏差思维

监测你的日常感受。在你感觉特别痛苦和特别开心的时候，记录下你此时此刻的心理过程。当你感到痛苦时，请给你的痛苦打分，并试着找到你的思维偏差。然后，看看能否挑战这一令你痛苦的想法。当你完成了一个挑战性陈述后，重新给你的痛苦打分，这样你就可以看到你挑战的效果如何。根据下面的痛苦分值尺度表，来给你的痛苦打分。

1	2	3	4	5	6	7	8	9	10
没有痛苦，平静				中度痛苦					极其痛苦

尽可能在离痛苦发生最近的时间记录下细节——过后很容易遗忘！

日期/时间	你的心理活动	痛苦等级	我的思维偏差是什么？	现在我如何重新陈述自己的情况？	重新评估

"积极方面的"记录

日期	关于我的好事情

每周总结：

我的管理策略

1 危险情境	2 想法	3 替代选项	4 行动

5 最坏的结果	6 想法	7 替代选项	8 行动